· 大国医用药心法丛书 ·

唐容川

血证用药心法

谷建军◎编

李成文 刘桂荣◎总主编

中国健康传媒集团

中国医药科技出版社

内容提要

本书对清代著名医家唐容川论治血证的经验进行了系统梳理，内容涉及血证病机、血证治则治法、血证治法宜忌以及血证用方，对深入学习、研究唐容川治疗血证的学术思想和临床经验大有裨益。本书可供中医药类院校教学及科研工作者、学生，中医临床工作者以及中医爱好者学习和参考。

图书在版编目（CIP）数据

唐容川血证用药心法/谷建军编．—北京：中国医药科技出版社，2021.12

（大国医用药心法丛书）

ISBN 978 - 7 - 5214 - 2872 - 8

Ⅰ.①唐… Ⅱ.①谷… Ⅲ.①血证 - 研究 Ⅳ.①R255.7

中国版本图书馆 CIP 数据核字（2021）第 251426 号

美术编辑 陈君杞
版式设计 友全图文

出版 **中国健康传媒集团** | 中国医药科技出版社
地址 北京市海淀区文慧园北路甲 22 号
邮编 100082
电话 发行：010 - 62227427 邮购：010 - 62236938
网址 www.cmstp.com
规格 880 × 1230mm $^1/_{32}$
印张 7 $^1/_8$
字数 200 千字
版次 2021 年 12 月第 1 版
印次 2024 年 4 月第 5 次印刷
印刷 三河市万龙印装有限公司
经销 全国各地新华书店
书号 ISBN 978 - 7 - 5214 - 2872 - 8
定价 **29.00 元**

版权所有 盗版必究

举报电话：010 - 62228771

本社图书如存在印装质量问题请与本社联系调换

获取新书信息、投稿、为图书纠错，请扫码联系我们。

《大国医用药心法丛书》

编委会

总主编　李成文　刘桂荣

编　委（按姓氏笔画排序）

李　萍　李成年　杨云松

谷建军　胡方林　胡素敏

戴　铭

中医药是中华民族优秀文化的瑰宝，千年来赓续不绝，不断发扬光大，一直护佑着中国人民的健康，庇佑中华民族生生不息，并在世界范围内产生着越来越大的影响力和吸引力。中医药在数千年的发展中，涌现出众多的医家。正是这一代代苍生大医，使得中医药学世代传承，汇成了川流不息的文化长河，为中华民族的繁衍和百姓的健康提供了保障，功不可没。历史长河中的名家圣手，穷尽一生的努力，留下了毕生心血实践的理论及光辉的著作，不仅是中华民族更是全人类的宝贵财富。以四大经典为代表的典籍为中医理论体系奠定了基础，历代医家不断研究和阐发，使之不断充实、提高、发展。他们以继承不泥古、发扬不离宗的精神繁荣着中医学。当前，中医药发展虽然面临"天时、地利、人和"的大好局面，但我们对于中医理论的系统学习和创新研究还很迟缓，远未满足中医药事业发展的需要，以及社会进步和人民群众的需求。如何按照中医药自身发展的规律来加快理论创新，促进学术进步，是我们这一代中医学者面临的艰巨任务。历代前贤已经积累了丰富而实用的学术理论和实践经验，并形成了独到的临床诊疗技艺，但却还没有得到很好的传承，继承不足，创新也就缺乏动力，制约着中医药事业的持续健康发展。

　　幸运的是，我们党和政府高度重视中医药工作，特别是党的十八大以来，以习近平同志为核心的党中央把中医药工作摆在更加突出的位置，出台了一系列推进中医药事业发展的重要政策和措施，中医药改革发展取得显著成绩。在抗击新冠肺炎疫情过程中，中医药的应用取得了令人信服的成效，中医药方案具有独特性、可及性、社会性、安全性、经济性、多样性六大优势，获得了社会各界的普遍认可。古老的中医药历久弥新，正在被越来越多的人所接受。

《"健康中国2030"规划纲要》提出，实施中医药传承创新工程，重视中医药经典医籍研读及挖掘，全面系统继承历代各家学术理论、流派及学说，不断弘扬当代名老中医药专家学术思想和临床诊疗经验，挖掘民间诊疗技术和方药，推进中医药文化传承与发展。这也是本丛书策划出版的初心和宗旨。

本丛书精选了自金元时期至清代共10位杰出医家，系统整理了他们独特的方药应用和临证经验。这些医家皆为应用方药具有代表性或学术特色突出的医家，论治疾病经验丰富，常于平淡之中见神奇，论述平实且切合临床实际；其所记录医案众多而真实，其治法方药均可师可法，治疗思路颇具启发性。

本次整理研究，是在反复阅读原著、把握全局的基础上，对医家的学术经验进行了全面探讨，尽量反映其临证思维方法，还原其用药思路、方法和规律，全书收罗广博、条分缕析，详略适中，有利于读者掌握医家应用方药的原理及临床运用规律，以适应当前临床实际的需要。

丛书内容完全出自医家原著，最大限度地反映医家本人的经验论述，不添加任何现代人的观点和评价，希望读者读来能有原汁原味、酣畅淋漓的感觉。另外，凡入药成分涉及国家禁猎和保护动物的（如犀角、虎骨等），为保持古籍原貌，原则上不改。但在临床运用时，应使用相关替代品。

本丛书的参编涉及全国多所高等中医院校及医疗机构的多位专家、学者。全体作者历时5年，怀着对中医药事业的赤子之心，在中医药传承道路上，默默奉献，以实际行动切实履行了"继承好、发展好、利用好"中医药学术的重大使命。

希望丛书能成为中医药院校在校学生和中医、中西医结合医生的良师益友；成为医疗、教学、科研机构及各图书馆的永久珍藏。

由于种种原因，丛书难免有疏漏之处，敬请读者不吝批评指正，以利于本书修订和完善。

在此衷心感谢中国医药科技出版社的大力支持！

丛书编委会

2021年9月

唐宗海（1862~1918年），字容川，四川彭县人，清末民国时期中西医汇通医家。先攻儒学，为诸生时已名闻三蜀，门人弟子众多。中年以后转而习医，遍览方书，深得《内经》、仲景之旨。主张兼取众家之长，"好古而不迷信古人，博学而能取长舍短"。曾游学江南，医术扬名于沪。西学东进时，唐氏认识到中西医各有所长，应"损益乎古今，参酌乎中外"，使医学臻于完善，力主汇通中西医，厘正医道。

唐氏著述颇丰，著有《中西汇通医书五种》，包括《中西汇通医经精义》《伤寒论浅注补正》《金匮要略浅注补正》《血证论》《本草问答》等。丛书《中西汇通医书五种》一经刊出，行销国内外，医名远播印支和南洋等地。

《血证论》为唐氏临证代表著作，集血证理法方药之大成，填补了血证理论与临床的空白。唐氏论治血证，学术上继承前人思想，又往往根据疾病特点独出新意，"触类旁通，豁然心有所得，而悟其言外之旨，用治血证十愈七八"。如吐血，初吐时邪气最盛，血入胃中，虽不似伤寒证胃有燥屎，但亦属胃家实，故必亟夺其实，釜底抽薪，然后能降气止逆，取仲景急下存阴之法，予泻心汤，"泻心即是泻火，泻火即是止血"。在脏腑，宗李东垣脾胃思想，认为治血者必治脾为主。然失血之人必阴虚，故力避东垣用药偏于刚燥的特点，主张补脾阴，并衷中参西，发挥出滋胃汁、滋胆汁法。

唐氏从理论上阐发了气血水火之间的关系，认为阴阳就是水火，水火又是气血生成之本源，气血水火相互维系，水病可以累血，血病也会累气，"治气即是治水""治火即是治血"，强调治疗应在分清脏腑标本的基础上以调气和气为主要原则，提出止血、消瘀、宁血、补血四法。

为更好地学习唐氏血证治法，本次整理将其血证著作《血证论》《痢证三字诀》中有关血证病机、治则治法、方药做以归纳整理，以资读者参考，说明如下。

1. 全书共分为四部分。第一章为血证病机，按五脏六腑分别排序。第二章为血证治则治法，治则以气、血、水、火为纲目，治法以唐氏通治血证之大纲分列止血法、消瘀法、宁血法、补血法四法，每法中按具体治法再分列小标题。第三章为血证治法宜忌。第四章列治疗血证诸方，共收录二书有关方剂202首，按止血方、消瘀方、宁血方、补血方和杂治方分为五类。其中杂治方部分所收方剂主治范围以失血兼见诸证为主。

2. 本次整理，引用原文的每一部分均标明出处，其中，多数方剂均引自《血证论》第七卷方解上与第八卷方解下，不再标明出处。部分方剂摘录于《痢证三字诀》，均已在每方末标明。为便于阅读，将每方按"组成""用法""方解""主治"等条目分解。又有部分方剂仅有方名，未载药物组成、用法、方解等，本次整理皆按出处将有关内容补足，并出注说明。

3. 部分方剂作用较多，如小柴胡汤、四物汤等方既可止血，亦可消瘀、补血，并治失血兼见证。为避免重复，按其主要作用归类，其他类不再列出。

编者
2021 年 7 月

目
录

血证病机

脏腑各有主气，各有经脉，各有部分，故其主病亦各有见证之不同。有一脏为病而不兼别脏之病者，单治一脏而愈。有一脏为病而兼别脏之病者，兼治别脏而愈。（《血证论》第一卷《脏腑病机论》）

一、肝脏病机

肝为风木之脏，胆寄其间，胆为相火，木生火也。肝主藏血，血生于心，下行胞中，是为血海。凡周身之血，总视血海为治乱，血海不扰，则周身之血无不随之而安。肝经主其部分，故肝主藏血焉。至其所以能藏之故，则以肝属木，木气冲和条达，不致遏郁，则血脉得畅。设木郁为火则血不和，火发为怒则血横决，吐血、错经、血痛诸证作焉。怒太甚则狂，火太甚则颊肿面青，目赤头痛，木火克土，则口燥泄痢，饥不能食，回食逆满，皆系木郁为火之见证也。若木挟水邪上攻，又为子借母势，肆虐脾经，痰饮、泄泻、呕吐、头痛之病又作矣。

木之性主于疏泄，食气入胃，全赖肝木之气以疏泄之，而水谷乃化。设肝之清阳不升，则不能疏泄水谷，渗泻中满之证在所不免。肝之清阳即魂气也，故又主藏魂。血不养肝，火扰其魂，则梦遗不寐。肝又主筋，瘹疭囊缩，皆属肝病。分部于季胁少腹之间，凡季胁少腹疝痛皆责于肝。其经名为厥阴，谓阴之尽也。阴极则变阳，故病至此，厥深热亦深，厥微热亦微。血分不和，尤多寒热并见。与少阳相表里，故肝病及胆，亦能吐酸呕苦，耳聋目眩。于位

居左，多病左胁痛，又左胁有动气。肝之主病，大略如此。（《血证论》第一卷《脏腑病机论》）

二、 心脏病机

心者，君主之官，神明出焉。血虚则神不安而怔忡，有瘀血亦怔忡。火扰其血则懊憹；神不清明则虚烦不眠，动悸惊惕；水饮克火，心亦动悸；血攻心则昏迷，痛欲死；痰入心则癫；火乱心则狂；与小肠相为表里，遗热于小肠则小便赤涩；火不下交于肾则神浮梦遗。心之脉上挟咽喉，络于舌本，实火上壅为喉痹，虚火上升则舌强不能言。分部于胸前，火结则为结胸，为痞，为火痛；火不宣发则为胸痹。心之积曰伏梁，在心下，大如臂，病则脐上有动气，此心经主病之大旨也。

包络者，心之外卫。心为君主之官，包络即为臣，故心称君火，包络称相火，相心经宣布火化。凡心之能事皆包络为之，见证治法亦如心脏。（《血证论》第一卷《脏腑病机论》）

三、 脾脏病机

脾称湿土，土湿则滋生万物，脾润则长养脏腑。胃土以燥纳物，脾土以湿化气，脾气不布，则胃燥而不能食，食少而不能化。譬如釜中无水，不能熟物也。故病膈食，大便难，口燥唇焦，不能生血，血虚火旺，发热盗汗。若湿气太甚，则谷亦不化，痰饮、泄泻、肿胀、腹痛之证作焉。湿气挟热，则发黄发痢，腹痛壮热，手足不仁，小水赤涩。脾积名曰痞气，在心下如盘。脾病则当脐有动气。居于中州，主灌四旁，外合肌肉。邪在肌肉，则手足蒸热汗出，或肌肉不仁。其体阴而其用阳，不得命门之火以生土，则土寒而不化，食少虚羸。土虚而不运，不能升达津液以奉心化血，渗灌诸经。经云：脾统血，血之运行上下，全赖乎脾。脾阳虚则不能统血，脾阴虚又不能滋生血脉。血虚津少则肺不得润养，是为土不生金，盖土之生金，全在津液以滋之。脾土之义，有如是者。（《血证论》第一卷《脏腑病机论》）

四、 肺脏病机

肺为乾金，象天之体，又名华盖，五脏六腑受其覆冒。凡五脏六腑之气皆能上熏于肺以为病，故于寸口肺脉可以诊知五脏。肺之令主行制节，以其居高，清肃下行，天道下际而光明。故五脏六腑皆润利而气不亢，莫不受其节制也。肺中常有津液润养其金，故金清火伏。若津液伤，则口渴气喘，痈痿咳嗽。水源不清而小便涩，遗热大肠而大便难。金不制木则肝火旺，火盛刑金则蒸热、喘咳、吐血、痨瘵并作。皮毛者，肺之合也，故凡肤表受邪，皆属于肺。风寒袭之则皮毛洒淅，客于肺中则为肺胀，为水饮冲肺。以其为娇脏，故畏火亦畏寒。肺开窍于鼻，主呼吸，为气之总司。盖气根于肾，乃先天水中之阳，上出鼻，肺司其出纳。肾为水，肺为天，金水相生，天水循环。肾为生水之原，肺即为制气之主也，凡气喘咳息故皆主于肺。位在胸中，胸中痛属于肺。主右胁，积曰息贲，病则右胁有动气。肺为之义，大率如是。（《血证论》第一卷《脏腑病机论》）

五、 肾脏病机

肾者水脏，水中含阳，化生元气，根结丹田，内主呼吸，达于膀胱，运行于外则为卫气。此气乃水中之阳，别名之曰命火。肾水充足，则火之藏于水中者，韬光匿彩，龙雷不升，是以气足而鼻息细微。若水虚则火不归元，喘促虚痨，诸证并作，咽痛声哑，心肾不交，遗精失血，肿满咳逆，痰喘盗汗。如阳气不足者则水泛为痰，凌心冲肺，发为水肿，腹痛奔豚，下利厥冷，亡阳大汗，元气暴脱。肾又为先天，主藏精气，女子主天癸，男子主精。水足则精血多，水虚则精血竭。于体主骨，骨痿故属于肾。肾病者，脐下有动气。肾上交于心则水火既济，不交则火愈亢。位在腰，主腰痛，开窍于耳，故虚则耳鸣耳聋。瞳仁属肾，虚则神水散缩，或发内障。虚阳上泛，为咽痛颊赤。阴虚不能化水则小便不利，阳虚不能化水小便亦不利也。肾之病机有如此者。（《血证论》第一卷《脏腑病机论》）

六、 胆腑病机

胆与肝连，司相火，胆汁味苦，即火味也。相火之宣布在三焦，而寄居则在胆府。胆火不旺则虚怯惊悸，胆火太亢则口苦呕逆，目眩耳聋，其经绕耳故也。界居身侧，风火交煽，则身不可转侧，手足抽掣。以表里言，则少阳之气内行三焦，外行腠理，为荣卫之枢机，逆其枢机则呕吐胸满。邪客腠理，入与阴争则热，出与阳争则寒，故疟疾少阳主之。虚劳骨蒸亦属少阳，以荣卫腠理之间不和，而相火炽甚故也。相火挟痰则为癫痫，相火不戢则肝魂亦不宁，故烦梦遗精。且胆中相火如不亢烈，则为清阳之木气上升于胃，胃土得其疏达，故水谷化；亢烈则清阳遏郁，脾胃不和。胸胁之间骨尽处乃少阳之分，病则其分多痛。经行身之侧，痛则不利屈伸，此胆经主病之大略也。（《血证论》第一卷《脏腑病机论》）

七、 小肠腑病机

小肠，受盛之官，变化出焉。上接胃府，下接大肠，与心为表里，遗热则小水不清。与脾相连属，土虚则水谷不化。其部分上与胃接，故小肠燥屎多借胃药治之。下与肝相近，故小肠气痛多借肝药治之。（《血证论》第一卷《脏腑病机论》）

八、 胃腑病机

胃者，仓廪之官，主纳水谷。胃火不足则不思食，食入不化，良久仍然吐出。水停胸膈，寒客胃中，皆能呕吐不止。胃火炎上，则饥不能食，拒隔不纳，食入即吐。津液枯竭，则成隔食，粪如羊屎。火甚则结硬，胃家实则谵语，手足出汗，肌肉潮热，以四肢肌肉皆中宫所主故也。其经行身之前，至面上，表证目痛鼻干，发痉不能仰。开窍于口，口干咽痛，气逆则哕。又与脾相表里，遗热于脾，则从湿化，发为黄瘅。胃实脾虚，则能食而不消化。主燥气，故病阳明总系燥热。独水泛水结，有心下如盘等证，乃为寒病。胃之大略，其病如此。（《血证论》第一卷《脏腑病机论》）

九、 大肠腑病机

大肠司燥金，喜润而恶燥，寒则滑脱，热则秘结，泄痢后重，

痔漏下血。与肺相表里，故病多治肺以治之。与胃同是阳明之经，故又多借治胃之法以治之。（《血证论》第一卷《脏腑病机论》）

十、 膀胱腑病机

膀胱者，贮小便之器，经谓：州都之官，津液藏焉，气化则能出矣。此指汗出，非指小便。小便虽出于膀胱，而实则肺为水之上源，上源清则下源自清。脾为水之堤防，堤防利则水道利。肾又为水之主，肾气行则水行也。经所谓气化则能出者，谓膀胱之气载津液上行外达，出而为汗，则有云行雨施之象。故膀胱称为太阳经，谓水中之阳达于外以为卫气，乃阳之最大者也。外感则伤其卫阳，发热恶寒。其经行身之背，上头项，故头项痛，背痛，角弓反张，皆是太阳经病。皮毛与肺合，肺又为水源，故发汗须治肺，利水亦须治肺，水天一气之义也。位居下部，与胞相连，故血结亦病水，水结亦病血。膀胱之为病，其略有如此。（《血证论》第一卷《脏腑病机论》）

十一、 三焦病机

两肾中一条油膜为命门，即是三焦之原，上连肝气、胆气及胸膈，而上入心为包络，下连小肠、大肠，前连膀胱，下焦夹室，即血室、气海也。循腔子为肉皮，透肉出外，为包裹周身之白膜，皆是三焦所司。白膜为腠理，三焦气行腠理，故有寒热之证。命门相火布于三焦，火化而上行为气，火衰则元气虚，火逆则元气损。水化而下行为尿，水溢则肿，结则淋。连肝胆之气，故多挟木火，与肾、心包相通，故原委多在两处，与膀胱一阴一阳，皆属肾之府也，其主病知矣。（《血证论》第一卷《脏腑病机论》）

第二章

血证治则治法

一、血证治则

（一）治气即是治水，治水即是治气

人之一身不外阴阳，而阴阳二字即是水火，水火二字即是气血。水即化气，火即化血。何以言水即化气哉？气着于物，复还为水，是明验也。

盖人身之气生于脐下丹田气海之中，脐下者，肾与膀胱，水所归宿之地也。此水不自化为气，又赖鼻间吸入天阳，从肺管引心火，下入于脐之下，蒸其水使化为气。如《易》之坎卦，一阳生于水中，而为生气之根。气既生，则随太阳经脉布护于外，是为卫气，上交于肺，是为呼吸，五脏六腑息以相吹，止此一气而已。

然气生于水即能化水，水化于气亦能病气，气之所至，水亦无不至焉。故太阳之气达于皮毛则为汗，气挟水阴而行于外者也。太阳之气上输于肺，膀胱、肾中之水阴即随气升腾而为津液，是气载水阴而行于上者也。气化于下，则水道通而为尿，是气行水亦行也。设水停不化，外则太阳之气不达而汗不得出，内则津液不生，痰饮交动，此病水而即病气矣。

又有肺之制节不行，气不得降，因而癃闭滑数，以及肾中阳气不能镇水，为饮为泻，不一而足，此病气即病水矣。

总之，气与水本属一家，治气即是治水，治水即是治气。是以人参补气，以其生于北方，水中之阳，甘寒滋润，大生水津，津液

充足而肺金腴润。肺主气，其叶下垂以纳气，得人参甘寒之阴，内具阳性，为生气化水之良品，故气得所补益焉。

即如小柴胡，仲景自注云：上焦得通，津液得下，胃气因和。是通津液即是和胃气。盖津液足则胃上输肺，肺得润养，其叶下垂，津液又随之而下，如雨露之降，五脏戴泽，莫不顺利而浊阴全消，亢阳不作，肺之所以制节五脏者如此。

设水阴不足，津液枯竭，上则痿咳，无水以济之也。下则闭结，制节不达于下也。外则蒸热，水阴不能濡于肌肤也。凡此之证，皆以生水为治法。故清燥救肺汤生津以补肺气，猪苓汤润利以除痰气，都气丸补水以益肾气。即如发汗，所以调卫气也，而亦戒火攻以伤水阴。故用白芍之滋阴以启汗原，用花粉之生津以救汗液。即此观之，可知滋水即是补气。

然补中益气汤、六君子、肾气丸，是皆补气之方也，何以绝不滋水哉？盖无形之水阴生于下而济于上，所以奉养是气者也，此水则宜滋。有形之水质入于口而化于下，所以传导是气者也，此水则宜泻。若水质一停则气便阻滞，故补中汤用陈、术以制水，六君子用苓、半以利水，肾气丸亦用利水之药，以佐桂、附，桂、附以气药化水，苓、泽即以利水之药以化气。真武汤尤以术、苓利水为主，此治水之邪即以治气，与滋水之阴即以补气者固并行而不悖也。且水邪不去则水阴亦不能生，故五苓散去水邪而即能散津止渴，并能发汗退热，以水邪去则水阴布故也。然水阴不滋则水邪亦不能去，故小柴胡通达津液，而即能下调水道，总见水行则气行，水止则气止。能知此者，乃可与言调气矣。（《血证论》第一卷《阴阳水火气血论》）

（二）治火即是治血

何以言火即化血哉？血色，火赤之色也。火者，心之所主，化生血液以濡周身。火为阳而生血之阴，即赖阴血以养火，故火不上炎而血液下注，内藏于肝，寄居血海，由冲任带三脉行达周身，以温养肢体。男子则血之转输无从觇验，女子则血之转输月事时下。血下注于血海之中，心火随之下济，故血盛而火不亢烈，是以男子无病而女子受胎也。如或血虚则肝失所藏，木旺而愈动火；心失所养，火旺而益伤血，是血病即火病矣。治法宜大补其血，归地是也。然血由火生，补血而不清火，则火终亢而不能生血，故滋血必用清火诸药。

四物汤所以用白芍，天王补心汤所以用二冬，归脾汤所以用枣仁，仲景炙甘草汤所以用寸冬、阿胶，皆是清火之法。至于六黄汤、四生丸，则又以大泻火热为主，是火化太过，反失其化，抑之即以培之，清火即是补血。又有火化不及而血不能生者，仲景炙甘草汤所以有桂枝以宣心火，人参养荣汤所以用远志、肉桂以补心火，皆是补火生血之法。其有血寒血痹者，则用桂枝、细辛、艾叶、干姜等禀受火气之药以温达之，则知治火即是治血。血与火原属一家，知此乃可与言调血矣。

夫水火、气血固是对子，然亦相互维系，故水病则累血，血病则累气。气分之水阴不足，则阳气乘阴而干血；阴分之血液不足，则津液不下而病气。故汗出过多则伤血，下后亡津液则伤血，热结膀胱则下血，是水病而累血也。吐血、咳血必兼痰饮，血虚则精竭水结，痰凝不散。失血家往往水肿，瘀血化水亦发水肿，是血病而兼水也。

盖在下焦则血海、膀胱同居一地，在上焦则肺主水道，心主血脉，又并域而居；在躯壳外则汗出皮毛，血循经脉，亦相倚而行，一阴一阳，互相维系。而况运血者即是气，守气者即是血。气为阳，气盛即为火盛；血为阴，血虚即是水虚。一而二，二而一者也。人必深明此理，而后治血理气，调阴和阳，可以左右逢源。（《血证论》第一卷《阴阳水火气血论》）

（三）治气血必以脾为主

又曰：血生于心火而下藏于肝，气生于肾水而上主于肺，其间运上下者，脾也。水火二脏皆系先天，人之初胎，以先天生后天，人之既育，以后天生先天，故水火两脏全赖于脾。食气入胃，脾经化汁，上奉心火，心火得之，变化而赤，是之谓血。故治血者必治脾为主。仲景炙甘草汤皆是此义，以及大黄下血，亦因大黄秉土之色，而大泄地道故也。地黄生血，亦因地黄秉土之润，而大滋脾燥故也。其余参芪运血统血，皆是补脾。可知治血者必以脾为主，乃为有要。

至于治气，亦宜以脾为主。气虽生于肾中，然食气入胃，脾经化水，下输于肾，肾之阳气乃从水中蒸腾而上，清气升而津液四布，浊气降而水道下行。水道下行者，犹地有江河以流其恶也。津液上升者，犹土膏脉动而雨露升也，故治气者必治脾为主。六君子汤和脾利水以调气，真武汤扶脾镇水以生气，十枣、陷胸等汤攻脾夺水以通气，此去水邪以补气之法也。又有水津不灌，壮火食气，则用人参滋脾以益气，花粉清脾以和气。凡治气者，亦必知以脾为主，而后有得也。

李东垣治病以气为主，故专主脾胃，然用药偏于刚燥。不知脾不制水固宜燥，脾不升津则宜滋，气分不可留水邪，气分亦不可无水津也。朱丹溪治病以血为主，故用药偏于寒凉，不知病在火脏宜寒凉，病在土脏宜甘缓也。

此论不专为失血立说，然治血者必先知之，而后于调气和血无差爽云。（《血证论》第一卷《阴阳水火气血论》）

但调治脾胃，须分阴阳。李东垣后重脾胃者，但知宜补脾阳而不知滋养脾阴。脾阳不足，水谷固不化，脾阴不足，水谷仍不化也。譬如釜中煮饭，釜底无火固不熟，釜中无水亦不熟也。予亲见脾不思食者，用温药而反减，用凉药而反快。予亲见催乳者，用芪、术、鹿茸而乳多，又亲见催乳者，用芪、术、鹿茸而乳转少，则以有宜不宜耳。是故宜补脾阳者，虽干姜、附子转能生津。宜补脾阴者，虽知母、石膏反能开胃。补脾阳法，前人已备言之，独于补脾阴古少发明者，予特标出，俾知一阴一阳，未可偏废。

补脾阴以开胃进食，乃吾临证悟出，而借《伤寒论》"存津液"三字为据，此外固无证据也。书既成，后得泰西洋人医法五种，内言胃之化谷乃胃汁化之，并有甜肉汁、苦胆汁，皆入肠胃化谷。所谓汁者，即予所谓津液也。西医论脏腑，多言物而遗理，如此条者，实指其物，而尚不与理相背，适足以证予所论，故并志之。

（《血证论》第一卷《男女异同论》）

二、血证治法

平人之血畅行脉络，充达肌肤，流通无滞，是谓循经，谓循其经常之道也。一旦不循其常，溢出于肠胃之间，随气上逆，于是吐出。盖人身之气游于血中而出于血外，故上则出为呼吸，下则出为二便，外则出于皮毛而为汗。其气冲和，则气为血之帅，血随之而运行，血为气之守，气得之而静谧。气结则血凝，气虚则血脱，气迫则血走，气不止而血欲止，不可得矣。

方其未吐之先，血失其经常之道，或由背脊走入膈间，由膈溢入胃中。病重者，其血之来，辟辟弹指，漉漉有声，病之轻者则无声响。故凡吐血，胸背必痛，是血由背脊而来，气迫之行，不得其和，故见背痛之症也。又或由两胁肋走油膜，入小肠，重则潮鸣有声，逆入于胃，以致吐出。故凡失血，复多腰胁疼痛之症。

此二者来路不同，治法亦异。由背上来者以治肺为主，由胁下来者以治肝为主。盖肺为华盖，位在背与胸膈，血之来路，既由其界分溢出，自当治肺为是。肝为藏血之脏，位在胁下，血从其地而来，则又以治肝为是。然肝肺虽系血之来路，而其吐出，实则胃主之也。凡人吐痰吐食，皆胃之咎，血虽非胃所主，然同是吐证，安得不责之于胃？况血之归宿在于血海，冲为血海，其脉丽于阳明，未有冲气不逆上而血逆上者也。

仲景治血以治冲为要，冲脉丽于阳明，治阳明即治冲也。阳明之气下行为顺，今乃逆吐，失其下行之令，急调其胃，使气顺吐止，则血不致奔脱矣。此时血之原委不暇究治，惟以止血为第一要法。

血止之后，其离经而未吐出者是为瘀血，既与好血不相合，反与好血不相能。或壅而成热，或变而为痨，或结癥，或刺痛。日久变证，未可预料，必亟为消除，以免后来诸患，故以消瘀为第二法。（《血证论》第二卷《血上干证治·吐血》）

女子胞中之血每月一换，除旧生新，旧血即是瘀血，此血不去，便阻化机。凡为医者，皆知破血通经矣，独于男女吐衄之证，便不知祛瘀生新之法。抑思瘀血不行，则新血断无生理，观月信之去旧生新，可以知之。即疮科治溃，亦必先化腐而后生肌，腐肉不化，则新血亦断无生理。且如有脓管者，必烂开腐肉，取去脓管而后止。治失血者，不祛瘀而求补血，何异治疮者不化腐而求生肌哉。

然又非祛瘀是一事，生新另是一事也。盖瘀血祛则新血已生，新血生而瘀血自去。其间初无间隔，即如月信下行，是瘀祛也。此时新血已萌动于血海之中，故受孕焉。非月信已下多时，然后另生新血也。知此则知以祛瘀为生新之法，并知以生新为祛瘀之法。生血之机有如此者，而生血之原则又在于脾胃。（《血证论》第一卷《男女异同论》）

止吐消瘀之后，又恐血再潮动，则须用药安之，故以宁血为第三法。

邪之所凑，其正必虚，去血既多，阴无有不虚者矣。阴者阳之守，阴虚则阳无所附，久且阳随而亡，故又以补虚为收功之法。

四者乃通治血证之大纲。（《血证论》第二卷《血上干证治·吐血》）

1. 止血法

夫所谓止血者，非徒止其溢入胃中之血，使不吐出而已也。盖大吐之时，经脉之血辐辏而至，其溢入胃中者，听其吐可也，下可也，即停留胃中，亦与糟粕无异，固无大害也。独动于经脉之中而尚未溢出者，若令溢出，则不可复返矣。惟急止之，使犹可复还经脉，仍循故道，复返而为冲和之血。所谓止血者，即谓此未曾溢出仍可复还之血，止之使不溢出，则存得一分血，便保得一分命。非徒止已入胃中之死血已耳。今医动言止血先要化瘀，不知血初吐时尚未停蓄，何处有瘀？若先逐瘀，必将经脉中已动之血尽被消逐，则血愈枯而病愈甚，安能免于虚损乎？惟第用止血，庶血复其道，不至奔脱尔，故以止血为第一法。（《血证论》第二卷《血上干证治·吐血》）

（1）降气泻火法：止血其法独取阳明。阳明之气下行为顺，所以逆上者，以其气实故也。吐血虽属虚证，然系血虚，非气虚。且初吐时邪气最盛，正虽虚而邪则实。试思人身之血本自潜藏，今乃大反其常，有翻天覆地之象，非实邪与之战斗，血何从而吐出哉？故不去其邪，愈伤其正，虚者益虚，实者愈实矣。况血入胃中则胃家实，虽不似伤寒证以胃有燥屎为胃家实，然其血积在胃，亦实象也。故必亟夺其实，釜底抽薪，然后能降气止逆，仲景泻心汤主之。

盖气之原在肾，水虚则气热。火之原在心，血虚则火盛。火热相搏则气实，气实则逼血妄行。此时补肾水以平气，迂阔之谈也。补心血以配火，不及之治也。故惟有泻火一法，除暴安良，去其邪以存其正。方名泻心，实则泻胃。胃气下泄，则心火有所消导，而胃中之热气亦不上壅，斯气顺而血不逆矣。且大黄一味能推陈致新，以损阳和阴，非徒下胃中之气也。即外而经脉、肌肤、躯壳，凡属气逆于血分之中，致血有不和处，大黄之性亦无不达。盖其药气最盛，故能克而制之，使气之逆者不敢不顺，既速下降之势，又无遗留之邪。今人多不敢用，惜哉。然亦有病之轻者，割鸡焉用牛刀？葛可久十灰散亦可得效，义取红见黑即止之意，其妙全在大黄，降气即以降血。

顾止血之法虽多，而总莫先于降气，故沉香、降香、苏子、杏仁、旋覆、枳壳、半夏、尖贝、厚朴、香附之类，皆须随宜取用。而大黄一味，既是气药，即是血药，止血而不留瘀，尤为妙药。识得诸法，其于止血之用，思过半矣。（《血证论》第二卷《血上干证治·吐血》）

（2）和阳运血法：吐血之证，属实证者十居六七，以上二方[1]投之立效。然亦有属虚属寒者，在吐血家十中一二，为之医者，不可不知也。虚证去血太多，其证喘促昏溃，神气不续，六脉细微虚浮散数，此如刀伤出血，血尽而气亦尽，危脱之证也。独参汤救护其气，使气不脱，则血不奔矣。寒证者阳不摄阴，阴血因而走溢，

---

[1] 指前文泻心汤、十灰散。

其症必见手足清冷，便溏遗尿，脉细微迟涩，面色惨白，唇口淡和，或内寒外热，必实见有虚寒假热之真情。甘草干姜汤主之，以阳和运阴血，虚热退而阴血自守矣。然血系阴汁，刚燥之剂乃其所忌，然亦有阳不摄阴者，亦当用姜附也。上寒下热，芩连姜附同用亦有焉。(《血证论》第二卷《血上干证治·吐血》)

（3）活血化瘀法：以上数法，用之得宜，无不立愈。其有被庸医治坏而血不止者，延日已久，证多杂见，但用以上诸方，未能尽止血之法，审系瘀血不行而血不止者，血府逐瘀汤主之。火重者加黄芩、黄连，痰多者加云苓、瓜霜，咳逆加杏仁、五味、寸冬，盗汗身热加青蒿、冬桑叶、黄柏、牡蛎，喘者加杏仁、苏子，身痛、胸腹满、大便闭为瘀结，加大黄。(《血证论》第二卷《血上干证治·吐血》)

（4）审因止血法：又有审病之因而分别以止其血者，治法尤不厌详。因于酒及煎炒厚味之物者，其症脉数滑，口干燥，胸中烦热，大小便不利，宜用白虎汤加茵陈、炒栀、大黄、藕节治之。因于外感者，先见头痛，恶寒，发热，脉浮而紧者，为寒犯血分，外束闭而内逆壅，是以吐血，麻黄人参芍药汤治之。若脉浮而数者为伤风，风为阳邪，宜小柴胡汤加荆芥、防风、当归、白芍、丹皮、蒲黄、知母、石膏、杏仁治之。若因瘟疫，外证颇似伤寒，而内有伏热攻发，口舌苔白，恶热羞明，小便短赤，大便浊垢，心中躁烦，脉见滑数，宜升降散加桃仁、丹皮、花粉、生地、前仁①、石膏、杏仁、甘草治之，犀角地黄汤亦治之。若因于暑，则发热心烦。暑者，湿热二气合化之名也，以清热利湿为主，升降清化汤加防己、木通、前仁治之，病轻者去大黄。因于怒气逆上血沸而吐者，宜丹栀逍遥散加青皮、牡蛎、蒲黄、胆草治之。气火太甚者，则用当归芦荟丸以平其横决。

因于劳倦困苦，饥饱不匀，以及忧思抑郁，心神怔忡，食少气短，吐血烦虚者，宜用归脾汤主之。中土虚寒者加煨姜，虚热者加

———————————

① 前仁：即车前子。

柴胡、山栀。因于跌打损伤，以及用力努挣，而得失血之证者，法宜补气以续其绝，消瘀以治其伤，四物汤加黄芪、人参、续断、桃仁、红花、陈酒、童便治之。因于色欲过度，阴虚火旺，其证夜则发热，盗汗梦交，耳鸣不寐，六脉细数芤革，宜地黄汤加蒲黄、藕节、阿胶、五味治之。

止血之法，此其大略。如欲变化而尽善，非渗透全书不能丝丝入彀。总而论之，血之为物，热则行，冷则凝，见黑则止，遇寒亦止。故有用热药止血者，以行血为止血，姜、艾等是也。有用凉水止血者，或用急流水，或用井华水，取冷则凝之义。芩、连诸药亦即冷止之义。有用百草霜、京墨、十灰散等以止血者，取见黑则止之义，黑为水之色，红为火之色，水治火故止也。此第取水火之色，犹能相克而奏功，则能知水火之性，以消息用药，何血证难治之有？又有用咸以止血者，童便、马通、扬尘水之类，此《内经》咸走血之义。童便尤能自还神化，服制火邪以滋肾水，大有功用。故世医云：服童便者，百无不生；不服童便者，百无不死。本人小便，清晨每服一碗，名回龙汤，各种随笔赞回龙汤之妙者甚夥①，病家皆所当服也。（《血证论》第二卷《血上干证治·吐血》）

2. 消瘀法

血既止后，其经脉中已动之血有不能复还故道者，上则着于背脊胸膈之间，下则着于胁肋少腹之际，着而不和，必见疼痛之证，或流注四肢则为肿痛，或滞于肌腠则生寒热。凡有所瘀，莫不壅塞气道，阻滞生机，久则变为骨蒸、干血、痨瘵，不可不急去之也。且经隧之中，既有瘀血踞住，则新血不能安行无恙，终必妄走而吐溢矣。

血瘀于脏腑之间者，久则变为干血，化为痨虫。血瘀于躯壳之间者，或病偏枯，或化痈脓。血瘀于肌腠之间者，则变骨蒸，毛发焦折，肌体瘦削。一切不治之证，总由不善祛瘀之故，凡治血者，必先以祛瘀为要。

---

① 夥（huǒ）：多。

（1）祛瘀止血法：故以祛瘀为治血要法，用花蕊石散，令瘀血化水而下，且不动五脏真气，为祛瘀妙药。如无花蕊石，用三七、郁金、桃仁、牛膝、醋炒大黄，亦有迅扫之功。顾旧血不祛则新血断然不生，而新血不生，则旧血亦不能自去也，譬诸君子之道不长，则小人之道亦不消。须知瘀血之祛，乃新血日生，瘀血无处可留，迫之不得不去，故或化而走小便，或传而入大肠。

（2）祛瘀补血法：花蕊石化血从小便去，醋黄散下血从大便去，但能祛瘀血而不能生新血。不知克敌者存乎将，祛邪者赖乎正，不补血而祛瘀，瘀又安能尽去哉？治法宜用圣愈汤以补血，加桃仁、丹皮、红花、枳壳、香附、云苓、甘草，补泻兼行，瘀既祛而正不伤，治瘀之法，大旨如是。

（3）引阳出阴法：然亦有宜用温药者，《内经》曰：血者喜阴而恶寒，寒则涩而不流，温则消而去之。且有热伏阴分，凉药不效，而宜用从治之法以引阳出阴者，方用仲景柏叶汤，为寒凝而血滞之正治，亦瘀血伏于阴分之从治法也。然三药纯温，设遇火烈之证非其所宜，或略加柔药调之，则合四物汤用，又有合泻心汤用者，则直以此反佐之也。

以上通论治瘀之法，而瘀血着留在身，上下内外又各有部分不同，分别部居，直探巢穴，治法尤百不失一。

（4）祛上焦血瘀法：审系血瘀上焦，则见胸背肩膊疼痛、麻木、逆满等症，宜用血府逐瘀汤或人参泻肺汤加三七、郁金、荆芥，使上焦之瘀一并廓清。

（5）祛中焦血瘀法：血瘀中焦，则腹中胀满，腰胁着痛。带脉绕脐一周，下连血室，女子以系胎，男子以束体，乃血之管领也，凡血证，未有带脉不病者。今瘀血滞于其分，则宜祛之以安带脉。带脉在中焦脾之部分，即从脾治之，观仲景肾着汤，可知治脾即是治带。带有瘀血，宜用甲己化土汤加桃仁、当归、姜黄主之。腰痛甚者加鹿角尖，胁腹痛甚者加蒲黄、灵脂。

（6）祛下焦血瘀法：血瘀下焦，腰以下痛，小腹季胁等处胀满，是血瘀肝之部分，或积胞中，血海为痛，宜归芎失笑散主之，大便闭结者均加大黄。仲景逐瘀大剂，则有抵当汤、桃仁承气汤数方，皆苦寒大破下，为治瘀能事。亦有当用温药下之者，生化汤及牛膝散主之。本女科治产后恶露及胞衣不下之方，余谓男女虽异，其血则同，同是下焦瘀血，故借用其方，往往有验。且下焦原系阴分，上焦之瘀多属阳热，每以温药为忌，下焦之瘀多属阴凝，故产妇喜温而忌寒，以其血在下焦也。知此，则知以温药治下焦瘀血尤为合宜。然亦须审系寒凝，乃用温药，若血室热，则仍是桃仁承气之证。

（7）祛瘀血流注法：又有瘀血流注，四肢疼痛、肿胀者，宜化祛瘀血，消利肿胀，小调经汤加知母、云苓、桑皮、牛膝治之。又有瘀血客于肌腠，阻滞荣卫，发寒发热，似疟非疟，骨蒸盗汗，咳逆交作，用小柴胡汤加当归、桃仁、丹皮、白芍主之。寒甚者再加芥穗、细辛，热甚者再加花粉、粉葛、青蒿、知母，咳有痰火加瓜霜、杏仁、寸冬、五味、云苓、知母，水饮上冲加葶苈子。盖小柴胡原是从中上疏达肝气之药，使肝气不郁，则畅行肌腠而荣卫调和。今加祛瘀之品则偏于祛瘀，凡瘀血阻滞荣卫者用之立验。（《血证论》第二卷《血上干证治·吐血》）

3. 宁血法

吐既止，瘀既消，或数日间，或数十日间，其血复潮动而吐者，乃血不安其经常故也，必用宁之之法，使血得安乃愈。其法于止吐消瘀中已寓厥治，然前药多猛峻以取效，乃削平寇盗之术，尚非抚绥之政，故特将宁血旨意重加发明，以尽其用。

（1）清热凉血法：有外感风寒以致吐血，止后荣卫未和，必有身痛、寒热等症，香苏饮加柴胡、黄芩、当归、白芍、丹皮、阿胶治之。有胃经遗热，气燥血伤而血不得安者，其症口渴哕气，恶闻人声，多躁怒，闻木音则惊，卧寐烦而不安，犀角地黄汤主之。重则合白虎汤，大清大凉，以清胃热，轻则止用甘露饮以生胃津而血自愈。有因肺经燥气，气不清和，失其津润之制节，而见喘逆、咳嗽等症，以致其血牵动，清燥救肺汤主之。火甚加犀角，血虚加生地，痰多加尖贝润燥宁血，为肺痿等证之良方。葛可久《十药神书》专医虚损失血，用保和汤亦佳，润肺利气，平燥解郁。前方清纯，此方活动，随宜取用，血自安静而不动矣。

（2）平肝泻火法：有因肝经风火，鼓动煽炽而血不能静者，则见口苦咽干，目眩耳鸣，胁痛逆气，躁怒决裂，骨蒸妄梦，以逍遥散平剂和之。审系肝经风气鼓动而血不宁者，再加桑寄生、僵蚕、玉竹、枣仁、牡蛎、青蒿。此从仲景白头翁汤得来，仲景治产后血痢，取白头翁平木息风。盖肝为藏血之脏，风气散而不藏，则必平之使安，而从血乃得安也。又或肝火偏胜，横决而不可遏，致令血不能藏者，则宜加阿胶、山栀、胆草、胡黄连、前仁、牛膝、青皮、牡蛎。当归芦荟丸尤破泻肝火之重剂，但不如逍遥散加减之稳。

（3）平冲降逆法：又有冲气上逆，其症颈赤头晕，火逆上气，咽喉不利，乳下动脉辟辟弹指，颈上动脉现出皮肤。冲脉原不上头项，咽干者，以冲为血海属肝，因肝脉而达于咽也。颈脉动、面赤色者，以冲脉丽于阳明，冲气逆，则阳明之气随逆故也。《内经》谓冲为气街，又谓冲为血海，气逆血升，此血证之一大关键也。故仲景治血以治冲为要，麦门冬汤主之。陈修园谓去粳米，加白蜜，尤能滋补其阴。予谓治冲脉独取阳明，仲景既引其端，后人亦即当扩而充之。

审其冲阳太旺者，知母、枳壳、白芍、煅石膏均可加入以清折之。栀子、黄芩、木通、前仁、牛膝利阳明之水者尤可加入，以分消之。此冲脉之气上合阳明之治法也。然冲为气街，气根于肾，血海即丹田，肾气之所藏也。若冲脉挟肾中虚阳上逆喘急者，宜用四磨汤调纳逆气，是仲景桂苓甘草五味汤意。但仲景用桂枝化膀胱之寒水，谓气从少腹上冲咽喉，面热如醉，或热流于两股，或小便难而昏冒，忽上忽下，如电光之闪灼无定，乃阴盛格阳而阳气飞越，故以辛温化之。今系失血，阴气既伤，再用桂枝，岂不犯阳盛则毙之戒？故用沉香代桂，以纳浮阳，而即用人参以滋阴，沉香直走下焦，乌药治膀胱肾间之气。冲为血海，居膀胱肾间之地，治阳明者治其末，治膀胱肾间者是治其本也。

若肾中阴气大虚，而冲阳不能安宅，则用四磨汤加熟地、枣皮、山药、五味、枸杞子滋阴配阳以安之。若其人素有水饮，格阳于上，因而动血者，仲景桂苓甘草五味汤又为对证。第其方与血证本不相关，可加当归、白芍、丹皮、阿胶，或用苏子降气汤利痰降气以靖冲逆，或用小柴胡汤加龙骨、牡蛎以导冲逆。

苓桂苏子汤是治痰饮以治冲之法，小柴胡又是清火以治冲之法。本方治热入血室，血室者，肝之所司也。冲脉起于血室，故又属肝，治肝即是治冲。血室在男子为丹田，在女子为子宫，其根系于右肾，肾中真阳寄于胞中，为生气之根，乃阴中之阳，肝木得之，发育条达，是为相火，其火如不归根，即为雷龙之火。龙骨、牡蛎乃阳物而能蛰藏，取其同气以潜伏阳气，此尤治冲脉更进一层之法。合小柴胡大有清敛相火之功。

若肾经阴虚，阳无所附，雷龙之火上腾者，用二加龙骨汤加阿胶、麦冬、五味，以引归其宅亦妙。肾气丸、麦味地黄汤皆可酌用。二方一以温药化气，一以阴药滋降。肾居冲脉之下，又为冲脉之根，安肾气即是安冲气，冲气安而血海宁，自不致于潮上矣。

总而论之，血之所以不安者，皆由气之不安故也，宁气即是宁血。以上所论各气治法，亦云详备，在临证者细审处之。（《血证论》第二卷《血上干证治·吐血》）

4. 补血法

邪之所凑，其正必虚，不独补法是顾虚，即止血消瘀用攻治法，亦恐其久而致虚，故亟攻之，使邪速去，以免其致虚耳。但彼时虽恐其虚，而犹未大虚，故以祛邪为急，若延日已久，未有不虚怯者。即血既循经，一如平人，而前次所吐之血，已属有去无回，其经脉脏腑，又系血所走泄之路，非用封补滋养之法，乌能完全？

（1）滋补肺阴法：补法不一，先以补肺胃为要。肺为华盖，外主皮毛，内主制节，肺虚则津液枯竭，喘咳痿燥诸证作焉。因其制节不得下行，故气上而血亦上，未有吐血而不伤肺气者也。故初吐必治肺，已止，尤先要补肺，用辛字润肺膏，滋补肺中阴液。肺既津润，则其叶下垂，气泽因之得以下降，利膀胱，传大肠，诸窍通调，五脏受益。如肺叶枯焦，不能覆下，则翘举而气亦上逆，不得卧息。外应皮毛不荣，下则二便不调，足痿肠燥，百病俱生。惟此膏润津，为痿燥良剂。近人黄坤载所立地魄汤，补土生金，补金生水，于补肺之法颇得。平时代茶，可用生脉散、黄芪糯米汤加阿胶、麦冬，亦能充补肺脏。凡此皆滋补肺阴，为失血必有之证治也。

（2）温扶肺阳法：陈修园谓血虽阴类，运以阳和，心肺之阳一宣，如日月一出，爝火无光，诸般邪热俱除，血自不扰而循经矣。故又有温补肺阳之法，用保元汤，甘温除大热，使肺阳布濩，阴翳自消。设有痰饮咳嗽者，加五味、杏仁，或用六君汤加炮姜、五味。《内经》云：形寒饮冷则伤肺。上二方为形寒者立补肺之法。凡阳虚生外寒，及浊阴干上焦者，用以扶肺之阳，洵属良剂。

然失血之人多是阴虚，若执甘温除大热之说，妄投此等药料，鲜不致误。故年来从修园法者，能医杂证而不能医虚痨，以其偏于补阳故也。第以理论之，原有气不摄血之义，故十百之中亦有一二宜补阳者。因并列其方，使人参观，以尽其变。

（3）宁心补血法：心为君火，主生血，血虚火旺，虚烦不眠，怔忡健忘，淋遗秘结，神气不安，用天王补心丹启肾之水上交心火，火不上炎则心得所养。心经水火不相济者，以此补水宁心。若不关水虚，但由本脏之血虚火旺者，则但用养血清心之药而已。朱砂安神丸泻心火，补心血，并安心神，凡怔忡、昏烦、不寐之症皆可治之。若心阳不收，汗出惊悸，以及心火不下交于肾，而为梦遗、尿赤等症者，随用上二方，再加龙骨、牡蛎、枣仁、莲心、浮麦等以敛戢之，此为心经血虚火旺之大法。其有心经火虚不能生血，瘦削悸怯，六脉细弱，宜用人参养荣汤补脾胃以补心。《内经》云：中焦受气取汁，变化而赤是为血。是汤补心化血，以奉周身。名养荣者，专主以阳生阴，和畅荣血。凡气血两虚，变见诸证，皆可服也。

然女人血崩及产后亡血过多，均以温补为主，因其血下泻，属于脱证故也。至于吐血，乃血脉奋兴，上干阳分，是为逆证，宜温补者最少。然亦有阳不统阴，暴脱大吐，阴亡而阳亦随亡者，温补又为要法。甚矣，医者辨证不可不详，而用药不可执一也。故近日从丹溪者专用苦寒，从修园者专用温药，皆是一弊。

（4）补脾益气法：脾主统血，运行上下，充周四体，且是后天，五脏皆受气于脾，故凡补剂，无不以脾为主。思虑伤脾，不能摄血，健忘怔忡，惊悸盗汗，嗜卧少食，大便不调等症，归脾汤统治之。脾虚发热加丹皮、炒栀，兼肺气燥者加麦冬、五味，胀满而水谷不健运者加陈皮、煨姜，或加阿胶以滋血，或加柴胡、贝母以解郁，或加鱼胶以固血，独于熟地不可加入，以碍其统摄运行之用。盖此乃以阳生阴，以气统血之总方，不似四物、六味以阴益阴也。

（5）滋养脾阴法：且脾与肝肾滋阴之法亦各不同。若脾阴虚，脉数身热，咽痛声哑，《慎柔五书》用养真汤煎去头煎，止服二三煎，取无味之功以补脾，为得滋养脾阴之秘法。杨西山专主甲己化土汤，亦颇简当，而人参、花粉尤滋生津液之要药。世但知砂、半、姜、蔻为扶脾进食之要药，不知脾阳不足不能熏化水谷者，砂、半、姜、蔻自系要药。若脾阴不足，津液不能融化水谷者，则人参、花粉又为要药。试观回食病，水谷不下，由于胃津干枯，则知津液尤是融化水谷之本。

近日西洋医法书传中国，与《内经》之旨多有牴牾，实则《内经》多言其神化，西洋多滞于形迹。以《内经》之旨通观之，神化可以该形迹。然西人逐迹细求，未尝无一二通于神化者也。《内经》之旨，谓脾主消磨水谷，肝胆之气寄在胃中，以疏泄水谷。西医则云，谷入于胃，有甜肉汁来往以化之，又苦胆汁注于小肠以化之，与胃津合并化其谷食。《内经》所言，化谷以气；西医所言，化谷以汁，有此气自有此汁。今人读《内经》，不知经文举精以该粗，竟至得用而遗体，反不若西医逐迹以求，尚知谷食之化在于汁液也。

但西医有此论而用药不经，不足为训。吾于滋胃汁，每用甘露饮、清燥养荣汤、叶氏养胃汤。滋脾汁，用人参固本汤、炙甘草汤去桂枝加白芍。滋胆汁，用小柴胡汤去半夏加花粉生津化谷，以折衷中西之医法而为补养脾阴要义。知此，庶可补李东垣《脾胃论》之所不足。

（6）温补脾阳法：若果脾阳不旺，不能磨化水谷者，则用六君子加香砂以燥之。如欲专意填补，则仲景小建中汤尤胜，补阳致阴，为虚痨圣方。今即不能恪遵，但得其意，则于归脾、六君、补中益气诸方可以变化神奇，用收广效。归脾汤从建中汤重浊处用意，补中汤从建中汤轻清处用意，第此方桂枝阳燥，于血证有宜不宜，用者审之。如命门真火不能生土，吐利厥冷，阴火上冲，头面赤色，恶心逆满，用正元丹温补少火，而又无壮火食气之虞，是能得小建中之遗意者也。葛可久白凤膏，化平胃散之燥变为柔和，又用酒送，取五谷之精，合诸药以养脾胃，治饮食不进，发热劳倦，和血顺气，功效最大。

（7）滋补肝阴法：肝为藏血之脏，血所以运行周身者，赖冲任带三脉以管领之，而血海胞中又血所转输归宿之所，肝则司主血海，冲任带三脉又肝所属，故补血者总以补肝为要。李时珍谓肝无补法，盖恐木盛侮土，故为此论。不知木之所以克土者，肝血虚则火扰胃中，肝气虚则水泛脾经，其侮土也如是，非真肝经之气血有余也。且世上虚痨多是肝虚，此理自东垣《脾胃论》后少有知者。

肝血虚则虚烦不眠，骨蒸梦遗，宜四物汤加枣仁、知母、云苓、柴胡、阿胶、牡蛎、甘草，敛戢肝魂，滋养肝血，清热除烦，为肝经阴虚滋补之法。

（8）温养肝气法：又有肝经气虚，脏寒魂怯，精神耗散，桂甘龙牡汤以敛助肝阳，阳虚遗精、惊悸等证宜之。独与失血未尽合宜，以其纯用气分药故也。仁熟散用血分药较多，温润养肝血，功与炙甘草汤相近。

（9）补养肝血法：若肝之血不畅和，亦可用滑氏补肝散，以酸味补肝体，以辛味补肝用。妙独活一味，借风药以张其气，若去独活加桑寄生，则又有宁息风气之妙，方意实从逍遥散套出。但此方气味厚，俱纯于补肝，逍遥散气味较薄，故纯于和肝。凡肝有郁火，胸胁刺痛，头眩心悸，颊赤口苦，寒热盗汗，少食嗜卧，无不治之。

又有肝经血脉大损，虚悸脉代者，法宜大生其血，宜仲景炙甘草汤大补中焦，受气取汁。并借桂枝入心，化赤为血，使归于肝，以充百脉，为补血第一方。

世医补血，而不得血之化源，虽用归地，千石①无益。果参透此旨，则归脾汤之用远志、枣仁，是入心理血之源也；逍遥散之用丹、栀，是入心清血之源也。从此一隅三反，自有许多妙用。

（10）补肾阴法：肾为水脏，上济君火则水火既济，上交肺金则水天一气，水升火降，不相射而相济，安有不戢自焚之患？设水阴之气虚而火热之气亢，喘咳蒸灼，痰血痨瘵均作矣。凡人后天之病久则及于先天，寇深矣，若之何？凡治虚者不可以不早也，地黄汤主之，补肾之阴而兼退热利水，退热则阴益生，利水则阴益畅。盖膀胱化气，有形之水气下泄，则无形之水阴如露上腾而四布矣。以济君火则加枸杞、元参，以输肺金则加生脉散，火甚者再加黄柏、知母。如小便清和，无痰气者，只需专意滋肾，左归饮多服为佳。回龙汤滋阴降火，同气相求，视无情草木尤胜。如阴虚火旺，足痿筋焦，骨蒸头晕，用丹溪大补阴丸滋阴潜阳，以苦寒培生气，较地黄汤更优。以上补肾阴法。

（11）补肾阳法：又有宜补肾阳者，肾为水脏而内含阳气，是为命火。此火上泛则为雷龙之火，下敛则为元阳之气。引雷龙之火以归根，则无上热下寒，头晕腰痛，肿喘癃闭之症。用肾气丸从阴化阳，补火济水以治之，再加牛膝、车前，或黄柏、知母，更能利水折火。如不须化水，但须补阳者，则用黄氏天魂汤，是从仲景附子汤套出，虽不及附子汤力量之厚，较附子汤药尤纯和。血家忌刚燥，间有宜补元阳者，亦以此等为佳。

夫肾中之阳达于肝，则木温而血和，达于脾，则土敦而谷化。筋骨强健，手足不清冷，卫气固，不恶寒，皆肾阳足故也。然肾水赖阳以化，而肾阳又赖水封之。此理不可偏废，补肾者所宜细求。

以上所论补法，轻重进退，各有法度，非如张景岳辈多集补药而已也。总而论之，血证属虚痨门，故宜滋补。第恐瘀邪未清，骤

---

① 石（dàn，音但）：容量单位，十斗为一石。

用补法，则实以留邪为患，而正气反不受益。历见干血痨瘵等证，皆系医人横用滋补，以致旧血不去，新血不生。不知旧血客于经络、脏腑之间，如木之有蛀，不急去之，非木死，其蛀不止也。故仲景治干血用大黄䗪虫丸。夫既成虚痨之证，而内有干血，尤须峻药去之，则其虚未成者，更不可留邪为患。故实证断不可用补虚之方，而虚证则不废实证诸方，恐其留邪为患也。或虚中实证，则攻补兼用，或十补一攻，在医者之善治焉。(《血证论》第二卷《血上干证治·吐血》)

血证治法宜忌

一、慎汗

汗吐攻和为治杂病四大法，而失血之证则有宜不宜。伤寒过汗伤津液，吐血既伤阴血又伤水津，则水血两伤，茶[①]然枯骨矣，故仲景于衄家严戒发汗。衄忌发汗，吐咯可知矣。夫脉潜气伏，斯血不升，发汗则气发泄。吐血之人气最难敛，发泄不已，血随气溢而不可遏抑。故虽有表证，止宜和散，不得径用麻桂羌独。果系因外感失血者，乃可从外表散，然亦须敛散两施，毋令过汗亡阴。盖必知血家忌汗，然后可商取汗之法。(《血证论》第一卷《用药宜忌论》)

二、禁吐

至于吐法，尤为严禁。失血之人气既上逆，若见有痰漩而复吐之，是助其逆势，必气上不止矣。治病之法，上者抑之，必使气不上奔，斯血不上溢。降其肺气，顺其胃气，纳其肾气，气下则血下，血止而气亦平复。血家最忌是动气，不但病时忌吐，即已愈后，另有杂证，亦不得轻用吐药，往往因吐便发血证。知血证忌吐，则知降气止吐便是治血之法。(《血证论》第一卷《用药宜忌论》)

三、可下

或问：血证多虚，汗吐且有不可，则攻下更当忌矣。予曰：不然。血之所以上者，以其气腾溢也，故忌吐汗再动其气。至于下法，乃所以折其气者。血证气盛火旺者十居八九，当其腾溢而不可

---

① 茶（niè）：疲倦，精神不振。

遏，正宜下之以折其势。仲景阳明证有急下以存阴法，少阴证有急下以存阴法，血证火气太盛者最恐亡阴，下之正是救阴，攻之不啻补之矣。特下之须乘其时，如实邪久留，正气已不复支，或大便溏泻，则英雄无用武之地，只可缓缓调停，纯用清润降利，以不违下之意，斯得法矣。(《血证论》第一卷《用药宜忌论》)

四、宜和

至于和法，则为血证之第一良法。表则和其肺气，里者和其肝气，而尤照顾脾肾之气，或补阴以和阳，或损阳以和阴，或逐瘀以和血，或泻水以和气，或补泻兼施，或寒热互用，许多妙义，未能尽举。(《血证论》第一卷《用药宜忌论》)

五、可补

四法之外又有补法，血家属虚劳门，未有不议补者也，即病家亦喜言补。诸书重补者尤十之八九，而不知血证之补法亦有宜有忌。如邪气不去而补之是关门逐贼，瘀血未除而补之是助贼为殃。当补脾胃十之三四，当补肾者十之五六。补阳者十之二三，补阴者十之八九。古有补气以摄血法，此为气脱者说，非为气逆者说。又有引火归元法，此为水冷火泛者立说，非为阴虚阳越者立说。盖失血家如火未发，补中则愈。如火已发，则寒凉适足以伐五脏之生气，温补又足以伤两肾之真阴，惟以甘寒滋其阴而养其阳，血或归其位耳。(《血证论》第一卷《用药宜忌论》)

血证用方

一、止血方

仲景泻心汤

【组成】大黄_{酒炒，二钱}　黄连_{三钱}　黄芩_{四钱}

【方解】心为君火，化生血液，是血即火之魄，火即血之魂，火升故血升，火降即血降也。知血生于火，火主于心，则知泻心即是泻火，泻火即是止血。得力大黄一味，逆折而下，兼能破瘀逐陈，使不为患。此味今人多不敢用，不知气逆血升，得此猛降之药以损阳和阴，真圣药也，且非徒下胃中之气而已。即外而经脉肌肤，凡属气逆于血分之中者，大黄之性，亦无不达。盖其气最盛，凡人身气血凝聚，彼皆能以其药气克而治之，使气之逆者不敢不顺。今人不敢用，往往留邪为患，惜哉！方名泻心，乃仲景探源之治，能从此悟得血生于心，心即是火之义，于血证思过半矣。

【主治】吐血、唾血、鼻衄、痞满、怔忡、舌病、咽喉病、食入即吐、怒复、时复。

吐血　初吐时邪气最盛，正虚邪实。血多者加童便、茅根，喘满者加杏仁、厚朴，血虚者加生地、当归。气随血脱不归根者加人参、当归、五味、附片，有寒热者加柴胡、生姜，或加干姜、艾叶以反佐之。随证加减，而总不失其泻心之本意，则深得圣师之旨，而功效亦大。（《血证论》第二卷《血上干证治·吐血》）

唾血　其血走泄胃中，为唾而出，是脾之阴分受病，而失其统血之常也。审系脾经火重，唇口干燥，大便秘结，脉滑实者，宜用泻心汤加当归、生地、白芍、花粉、寸冬、枳壳、蒲黄、甘草。（《血证论》第二卷《血上干证治·唾血》）

鼻衄　《金匮》谓热伤阳络则衄血，热伤阴络则便血。阳络者，谓躯壳之外，肌肉皮肤脉络之血从阳分循经而上，则干清道而为衄也。然则阳络者，太阳阳明之络脉也。盖太阳阳明统主人身躯壳之外，阳络之血伤于太阳者，由背上循经脉，至鼻为衄，仲景所谓春夏发太阳者是也。伤于阳明者，由胸而上，循经至鼻，仲景所谓秋冬发阳明者是也。（《血证论》第二卷《血上干证治·鼻衄》）

鼻衄　阳明主阖，秋冬阴气本应收敛，若有燥火伤其脉络，热气浮越，失其主阖之令，逼血上行，循经脉而出于鼻。其症口渴气喘，鼻塞孔干，目眩发热，或由酒火，或由六气之感，总是阳明燥气合邪而致衄血。盖阳明本气原燥，病入此经无不化而为燥，治法总以平燥气为主，泻心汤加生地、花粉、枳壳、白芍、甘草。（《血证论》第二卷《血上干证治·鼻衄》）

舌衄　舌衄皆是心火亢盛，血为热逼而渗出也，治法总宜清泄心火。舌肿胀，衄血多者，为火太盛，泻心汤主之。（《血证论》第二卷《血上干证治·舌衄》）

痞满　君火之气化血下行，肾水之阳化气上行，设若火不降，则血不下而滞于此矣。审系火气不得下降者，泻心汤治之，或加生附子以开其痞。（《血证论》第六卷失血兼见诸证·痞满）

怔忡　俗名心跳。胃火强梁，上攻于心而跳跃者，其心下如筑墙然，听之有声，以手按其心下，复有气来抵拒，此为心下有动气。治宜大泻心胃之火，火平则气平也，泻心汤主之。（《血证论》第六卷《失血兼见诸证·怔忡》）

舌病　凡舌肿、舌裂、痛疮等症均是心脾火毒，泻心汤治之。（《血证论》第六卷《失血兼见诸证·口舌》）

咽喉病　喉中塞肿及溃烂，皆是少阴心经之火，宜泻心汤加山豆根、牛蒡子、桔梗、甘草、薄荷、细辛、胆南星、牛黄治之。（《血证论》第六卷《失血兼见诸证·咽喉》）

食入即吐 为火逆，泻心汤加生姜、竹沥治之。(《血证论》第六卷《失血兼见诸证·饮食》)

怒复 怒复者，怒气伤肝，相火暴发，而血因奋兴。血潮不止者，泻心汤加当归、白芍、沉香、香附子、降真香以止之。(《血证论》第六卷《失血兼见诸证·劳复》)

时复 时复者，谓血家春夏得病，至次年春夏复发；秋冬得病，至次年秋冬其病复发。值其时而仍病，故曰时复。失血之病得于夏者，乃心经火旺，次逢夏月复发，宜泻心汤加丹皮、蒲黄、生地黄、木通、甘草梢、降香、牛膝。(《血证论》第六卷《失血兼见诸证·时复》)

生姜泻心汤

【组成】 生姜三钱　半夏三钱　甘草二钱　人参三钱　黄芩二钱　干姜二钱　黄连三钱　大枣三枚

【主治】 痢疾、噤口痢。

痢疾 其症里急后重，欲便不便，或白或赤，或赤白相半，或下痢垢浊，皆非脓而似脓者也。陈修园谓此证有脏寒腑热、胃寒肠热之辨，仲景泻心汤择用如神。余谓寒热合病，必有寒热兼见之实证，不得笼统言之而混用寒热杂方也。仲景生姜泻心汤所治之证云：心下痞硬，干噫食臭，此火证也。胁下有水气，腹中雷鸣，此水病也。惟其有此火在胃中，水在肠间之实据，故用生姜泻心汤治之。(《血证论》第四卷《血下泄证治·便脓》)

噤口痢 上噤下痢，上闭下滞，其为中热可知。热结于中，上下不开，法宜和中。以寒凉治之，生姜泻心汤去干姜为宜。(《血证论》第四卷《血下泄证治·便脓》)

白虎汤

【组成】 石膏一两　知母五钱　甘草二钱　粳米一撮

【方解】 四药甘寒，生胃阴，清胃火。阳明燥热得此，如金飚夕起，暑酷全消，故以秋金白虎名汤，乃仲景伤寒阳明之正方。借治血证脉洪大，发热口渴者，尤有捷效。

生石膏三钱，研，煅石膏三钱，研，甘草一钱，粳米三钱，再加黄芩三钱，白芍三钱，杏仁三钱，桔梗二钱，厚朴一钱。方合痢证，有外寒者再加葛根、荆芥，小便不利者再加桑皮、滑石，此治白痢之良方也。（《痢证三字诀》）

【主治】吐血、目衄、痢疾、咳嗽、出汗、不得卧、咽痛、消渴。

吐血不止　因于酒及煎炒厚味之物者，其症脉数滑，口干燥，胸中烦热，大小便不利，宜用白虎汤加茵陈、炒栀、大黄、藕节治之。（《血证论》第二卷《血上干证治·吐血》）

吐血　有外感风寒以致吐血，止后荣卫未和，有胃经遗热，气燥血伤而血不得安者，其症口渴哕气，恶闻人声，多躁怒，闻木音则惊，卧寐烦而不安，犀角地黄汤主之。重则合白虎汤，大清大凉，以清胃热。（《血证论》第二卷《血上干证治·吐血》）

目衄　阳明脉起于承泣穴，泪窍出血，乃阳明燥热所攻发，泻阳明胃经之热，是治目疾一大法门，白虎汤。（《血证论》第二卷《血上干证治·目衄》）

痢疾　治白痢，主肺气，轻病用银菊散，重者宜白虎汤专清肺金，加杏仁、厚朴、桔梗以利肺气，使不收涩；加白芍、黄芩、甘草以平肝，使肝木不侮肺、脾土不受克则愈。如小便不利再加桑叶、滑石，外有寒热者可加葛根。（《痢证三字诀》）

咳嗽　虚痨咳嗽，原于火克金，水乘肺，而切究其故，则病皆在于胃。胃为水谷之海，化生津血，血不足则火旺，津不生则肺燥，水气不化则饮邪上干。治胃火，宜白虎汤加生地、百合、五味子。（《血证论》第六卷《失血兼见诸证·咳嗽》）

出汗　汗者，气分之水也。血虚则气热，故蒸发其水而出为汗。蒸蒸汗出者，乃血虚气盛，沸溢为汗，宜用白虎汤加当归、蒲黄、虫退治之。（《血证论》第六卷《失血兼见诸证·出汗》）

不得卧　胃病不得卧者，阴虚则邪并于阳，烦躁不卧。若无燥

结，但系烦热者，白虎汤治之。(《血证论》第六卷《失血兼见诸证·卧寐》)

咽痛 凡咽痛而饮食不利者，胃火也。胃上口为食管，食管痛，故饮食不利，白虎汤加金银花、大黄、桔梗、枳壳治之。(《血证论》第六卷《失血兼见诸证·咽喉》)

消渴 消谷者，胃火也，白虎汤加黄连、人参、枳壳、厚朴、生地黄治之。(《血证论》第六卷《失血兼见诸证·饮食》)

犀角地黄汤

【组成】犀角钱半　生地五钱　白芍三钱　丹皮三钱

【方解】犀牛土属而秉水精，地黄土色而含水质，二物皆得水土之气，能滋胃阴，清胃火，乃治胃经血热之正药。然君火之主在心，故用丹皮以清心。相火所寄在肝，故用白药以平肝。使君相二火不凑集于胃，则胃自清而血安。

【主治】吐血、呕血、咳血、鼻衄、目衄、齿衄、汗血、瘀血、日晡潮热、目中出火、苔黄、时复。

吐血 若因瘟疫，外证颇似伤寒，而内有伏热攻发，口舌苔白，恶热羞明，小便短赤，大便浊垢，心中躁烦，脉见滑数，犀角地黄汤治之。(《血证论》第二卷《血上干证治·吐血》)

吐血 吐既止，瘀既消，或数日间，或数十日间，其血复潮动而吐者，乃血不安其经常故也，必用宁之之法，使血得安乃愈。有胃经遗热，气燥血伤而血不得安者，其症口渴哕气，恶闻人声，多躁怒，闻木音则惊，卧寐烦而不安，犀角地黄汤主之。重则合白虎汤，大清大凉，以清胃热。(《血证论》第二卷《血上干证治·吐血》)

呕血 凡发怒呕血以及肝气横逆，其症恶闻人声，欲死不欲生，欲按剑杀人，及惊狂骂言，不认亲疏，皆肝经无情之火，非此大剂不能歼除。若此时因循，延至日久，病气未衰，正气先衰，虚中挟实，不攻不愈，欲攻不堪，是犹宋用贾似道，养奸为患，至国促而始去之，晚矣。若审其病稍轻者，但须凉肝血，调胃气，则呕血自止，犀角地黄汤加柴胡、枳壳，服后血止，再服逍遥散加阿胶、牡蛎、香附以收功。（《血证论》第二卷《血上干证治·呕血》）

咳血　若其人素厚味，胃火炎上作咳者，用犀角地黄汤加麦冬、五味、杏仁、枳壳、藕节。（《血证论》第二卷《血上干证治·咳血》）

鼻衄　阳明主阖，秋冬阴气本应收敛，若有燥火伤其脉络，热气浮越，失其主阖之令，逼血上行，循经脉而出于鼻。其症口渴气喘，鼻塞孔干，目眩发热，或由酒火，或由六气之感，总是阳明燥气合邪而致衄血。盖阳明本气原燥，病入此经，无不化而为燥，治法总以平燥气为主，犀角地黄汤加黄芩、升麻，大解热毒。（《血证论》第二卷《血上干证治·鼻衄》）

目衄　阳明脉起于承泣穴，泪窍出血，乃阳明燥热所攻发，犀角地黄汤加归尾、赤芍、银花、白芷、粉葛、牛膝、石膏、草梢治之。（《血证论》第二卷《血上干证治·目衄》）

齿衄　凡齿衄皆是胃火上炎，血随火动，治法总以清理胃火为主。胃中实火，口渴龈肿，发热，脉洪数，如大便不闭者不须下利，但用清凉解之，犀角地黄汤加昱根、贯众、枳壳、莱菔汁。（《血证论》第二卷《血上干证治·齿衄》）

汗血　胃火亢甚亦能汗血，以胃主肌肉，热蒸肌肉，故令汗血，犀角地黄汤治之。（《血证论》第三卷《血外渗证治·汗血》）

瘀血　瘀血在肌肉则翕翕发热，自汗盗汗。肌肉为阳明所主，以阳明之燥气而瘀血相蒸郁，故其证象白虎。犀角地黄汤加桃仁、红花治之。（《血证论》第五卷血中瘀证治·瘀血）

日晡潮热　血虚者，发热汗出，以血不配气，则气盛而外泄也。胞中之火因血不足，上合阳明燥气，日晡潮热者，犀角地黄汤治之。（《血证论》第六卷《失血兼见诸证·发热》）

目中出火　胃火亢甚，必兼口渴身热等症，犀角地黄汤加石膏、天花粉、金银花、枳壳治之。（《血证论》第六卷《失血兼见诸

证·眼目》）

苔黄　苔黄为燥热，犀角地黄汤加知母、石膏、天花粉、大黄、枳壳治之。（《血证论》第六卷《失血兼见诸证·口舌》）

时复　夏月暑盛，病多发于阳明，以阳明主燥热，暑热相合，故多属阳明。病在阳明者，口渴身热，烦躁便闭，恶闻人声，脉势洪大，以此为辨。其吐出之血亦必甚多，宜犀角地黄汤加葛根、金银花、知母、蒲黄、大黄、枳壳。（《血证论》第六卷《失血兼见诸证·时复》）

解毒汤

【组成】大黄一钱　黄连三钱　黄芩三钱　黄柏二钱　栀子炒，三钱　赤芍二钱　枳壳一钱　连翘一钱　防风三钱　甘草一钱

【方解】解毒者，谓解除脏毒也。脏毒由火迫结在肛门，故用泄火之药极多。其用赤芍者，兼行其血，血行则火无所着。用枳壳者，兼行其气，气行则火自不聚。而火势之煽，每扶风威，故以防风祛风以熄火，且防风上行外达，使火升散，则不迫结肛门。此即仲景白头翁汤之意。

【主治】脏毒。

脏毒　先血后便为近血，谓其血即聚于大肠，去肛门近，故曰近血。一为脏毒下血，一为肠风下血。脏毒者，肛门肿硬，疼痛流血，与痔漏相似。仲景用赤豆当归散主之，取赤豆芽以疏郁，取当归以和血。赤豆性能利湿，发芽赤色则入血分，以为排解之用；当归润滑养血，以滋大肠，则不秘结。仲景略示其端，以为治脏毒者，必须利湿热，和血脉也，非谓此二药外别无治脏毒之法。吾即此药引而伸之，若大肿大痛，大便不通者，宜解毒汤，取防风、枳壳等疏理其气，即赤豆芽义也。取大黄、赤芍等滑利其血，即仲景用当归之义也。（《血证论》第四卷《血下泄证治·便血》）

清胃散

【组成】生地三钱　当归三钱　丹皮三钱　黄连二钱　升麻一钱
甘草一钱

【方解】方治脏毒，义取清火。而升麻一味，以升散为解除之
法，使不下迫，且欲转下注之热，使逆挽而上，不复下注，目疾口
舌之风火亦可借其清火升散以解。升麻与葛根黄芩汤相仿。

【主治】脏毒。

脏毒　脏毒久不愈者，必治肝胃。血者肝所司，肠者胃之关，
胃若不输湿热于肠，从何而结为脏毒哉？肝之血分如无风火，则亦
不迫结肛门矣。治胃亦清胃散加银花、土茯苓、防己、黄柏、苡
仁、车前子升清降浊，使阳明之湿热不再下注，则脏毒自愈。(《血
证论》第四卷《血下泄证治·便血》)

葛根黄连黄芩汤

【组成】葛根三钱　黄连二钱　黄芩三钱　甘草一钱

【方解】治协热下利、便血等症。用芩连以清热，用葛根升散，
使下陷之邪仍达于上，出于表，则不迫协于下矣。喻嘉言治痢心
得，逆流挽舟之法，仲景此汤实该其意。能从此变化，而治痢思过
半矣。

葛根八钱，黄连三钱，黄芩三钱，杏仁四钱，研，甘草一钱，
仲景治协热利下之方也。凡痢证兼外感者当本此意治之。用水二碗
煎取一碗，顿服之。如有宿食者可加枳壳一钱、厚朴二钱。(《痢证
三字诀》)

【主治】痢疾、肠风、口酸。

痢疾　痢证初起而发热恶寒者，乃内有郁热，外感风寒，寒能
闭火，风能煽热。互相蒸发是生寒热，宜兼疏其表，用葛根黄连黄
芩汤。(《痢证三字诀》)

肠风　肠风者，肛门不肿痛而但下血耳。治病之法，高者抑

之，下者举之，吐衄所以必降气，下血所以必升举也。升举非第补
中益气之谓，开提疏发，皆是升举，葛根黄连黄芩汤加荆芥、当
归、柴胡、白芍、槐花、地榆、桔梗治之。(《血证论》第四卷《血
下泄证治·便血》)

口酸 是湿热，观炎天羹肉过夜则酸，便知酸是湿热所化。葛
根黄连黄芩汤加防己、茵陈、木通、滑石、花粉、云苓治之，或苍
术、黄柏、黄连、吴茱萸亦治之。(《血证论》第六卷《失血兼见诸
证·口舌》)

白头翁汤

【组成】白头翁五钱，细叶白毛一茎直上，味微苦而气清香，开小黄白
色花者为真白头翁也，如无真者，用白薇、粉葛、竹茹、天麻代　黄柏三钱
黄连三钱　秦皮三钱 (《痢证三字诀》)

【用法】用水二碗煎取一碗服最妙。(《痢证三字诀》)

【方解】白头翁能平木疏肝，息风清火使下迫之气条达而上也。
如无此味，亦当仿此用药，乃能解除里急。(《痢证三字诀》)

【主治】痢疾。

痢疾 白头翁汤治红痢，主肝血。白头翁无风独摇，有风不
动，一茎直上能引肝气上达，使不下迫，则后重自除。芩连黄柏大
泻肝火，火清血静，则红痢自止，此仲景大法也。余尝用金花汤加
炒荆芥、地榆、归尾、槟榔、杏仁、白芍、青蒿，亦是白头翁汤之
意。(《痢证三字诀》)

金花汤（今名黄连解毒汤）

【组成】黄连三钱　黄芩三钱　黄柏三钱　栀子三钱　加杏仁三钱
槟榔二钱　当归三钱　地榆三钱　赤芍二钱　荆芥一钱　生地三钱
青蒿三钱　甘草一钱 (《痢证三字诀》)

【主治】痢疾。

痢疾 白头翁汤治红痢，主肝血。余尝用金花汤加炒荆芥、地

榆、归尾、槟榔、杏仁、白芍、青蒿，亦是白头翁汤之意。(《痢证三字诀》)

龙胆泻肝汤

【组成】木通一钱　泽泻二钱　柴胡二钱　车前子三钱　生地黄三钱　甘草钱半　当归三钱　黄芩三钱　炒栀子二钱　龙胆草二钱

【主治】目衄、耳衄、舌衄、脏毒、尿血、多睡、淋浊。

目衄　目虽阳明经所属，而实肝所开之窍也。血又肝之所主，故治目衄，肝经又为要务。病发于肝者，多是怒逆之气火，耳鸣口苦，胸胁刺痛，宜从肝治之，龙胆泻肝汤。(《血证论》第二卷《血上干证治·目衄》)

耳衄　治法总宜治三焦、胆、肝与小肠经，自无不愈。分治肝胆，宜龙胆泻肝汤。(《血证论》第二卷《血上干证治·耳衄》)

舌衄　舌本乃肝脉所络，舌下渗血，肝之邪热，重则宜用龙胆泻肝汤。(《血证论》第二卷《血上干证治·舌衄》)

脏毒　脏毒久不愈者，必治肝胃。血者肝所司，肠者胃之关，胃若不输湿热于肠，从何而结为脏毒哉？肝之血分如无风火，则亦不迫结肛门矣。治肝者宜龙胆泻肝汤。(《血证论》第四卷《血下泄证治·便血》)

尿血　治肝经遗热，其症少腹满，胁肋刺痛，口苦耳聋，或则寒热往来，宜龙胆泻肝汤加桃仁、丹皮、牛膝、玉京①。(《血证论》第四卷《血下泄证治·尿血》)

多睡　有胆经火甚而多昏睡者，龙胆泻肝汤治之。(《血证论》第六卷《失血兼见诸证·卧寐》)

淋浊　前阴属肝，肝火怒动，茎中不利，甚则割痛，或兼血淋，宜龙胆泻肝汤加肉苁蓉，若血淋则加地榆、蒲黄。(《血证论》第六卷《失血兼见诸证·淋浊》)

---

① 玉京：即郁金。

泻青丸

【组成】龙胆草三钱　大黄一钱　川芎一钱　当归三钱　羌活二钱
炒栀子二钱　防风二钱　竹叶一钱

【主治】肠风。

肠风　若肝经风热内煽而下血者，必见胁腹胀满，口苦多怒，或兼寒热，宜泻青丸治之。（《血证论》第四卷《血下泄证治·便血》）

当归芦荟丸

【组成】当归一两　胆草一两　芦荟五钱　青黛五钱　栀子一两
黄连一两　黄柏一两　黄芩一两　大黄五钱　木香二钱半　麝香五分

【用法】旧用神曲糊丸，姜汤送下，借治血病，用酒丸，童便下尤佳。

【方解】人身惟肝火最横，每挟诸经之火相持为害。方用青黛、芦荟、胆草直折本经之火，芩、连、栀、柏、大黄分泻各经之火。火盛则气实，故以二香以行气。火盛则血虚，故君当归以补血。治肝火决裂者，惟此方最为有力量，莫嫌其多泻少补也。

【主治】吐血、呕血、唾血、目衄、舌衄、汗血、痢疾、休息痢、经闭、厥冷、惊悸、头晕痛、目中出火、耳聋、怒复。

吐血　因于怒气逆上血沸而吐者，宜丹栀逍遥散加青皮、牡蛎、蒲黄、胆草治之。气火太甚者，则用当归芦荟丸以平其横决。（《血证论》第二卷《血上干证治·吐血》）

吐血　吐既止，瘀既消，或数日间，或数十日间，其血复潮动而吐者，乃血不安其经故也。肝火偏胜，横决而不可遏，致令血不能藏者，当归芦荟丸尤破，泻肝火之重剂。（《血证论》第二卷《血上干证治·吐血》）

呕血　但呕不吐属少阳，呕吐兼有属肝经。肝气善怒，其火最横。肝气怒逆而为呕逆，尤宜攘除肝火，不可纵敌为患。宜当归芦

荟丸加丹皮、蒲黄。(《血证论》第二卷《血上干证治·呕血》)

唾血　清晨唾血，每早初醒，血液满口，唾出即净，明晨又唾，乃卧后血不归经，溢出口中。实证则由肝不藏血，必有头痛、口渴、便闭之症，用当归芦荟丸治之。(《血证论》第二卷《血上干证治·唾血》)

目衄　目虽阳明经所属，而实肝所开之窍也。血又肝之所主，故治目衄，肝经又为要务。病发于肝者，多是怒逆之气火，耳鸣口苦，胸胁刺痛，宜从肝治之，当归芦荟丸。(《血证论》第二卷《血上干证治·目衄》)

舌衄　舌本乃肝脉所络，舌下渗血，肝之邪热，重则宜用当归芦荟丸。(《血证论》第二卷《血上干证治·舌衄》)

汗血　血者，肝之所司也。肝火亢烈，逼血妄行，宜当归芦荟丸从内以攻治之。(《血证论》第二卷《血上干证治·汗血》)

痢疾　肝气不得疏泄，亦由木郁为火，结而不畅，助肝疏泄之法，当归芦荟丸加减治之。(《血证论》第四卷《血下泄证治·便脓》)

休息痢　或逾时逾年而又复发，名休息痢，谓其已休止而又复生息也，是瘀热留伏于膜油隐匿之地。仲景云宜承气汤下之，时法用黄连末调羊脂服。余每用清宁丸，日服八分，或当归芦荟丸多服皆效。(《痢证三字诀》)

经闭　热证者，胞为血室，血室为肝之所司，肝火横逆，从胞脉上迫于心肺。心肺之气不得下通，则发寒热，头晕耳鸣，烦躁多怒，咳逆气上。治宜平其肝火，使肺气得下降，心血得下注，斯经通矣。当归芦荟丸加桃仁以攻之。(《血证论》第五卷《血中瘀证治·经闭》)

厥冷　失血之人间有发厥者，多是热邪内陷，伏匿在里，外见假寒。身如冷水，目昏神暗，脉伏不见，或冷一阵，反而发热，或厥数日，反发热数日。其厥多热少者，是阳极似阴，热之至也。伏火之厥，厥后微露热形，口不和，便不溏，小便不清，心中疼热，烦躁不宁，恶明喜暗，渴欲得饮，吐衄随厥而发，皆现真热假寒之

象。先以当归芦荟丸攻之，次以五蒸汤清之。(《血证论》第六卷《失血兼见诸证·厥冷》)

惊悸 有阳明火盛，恶闻人声，闻木音则惊者，此《内经》所谓气并于阳，故发惊狂者也。乃肝胆木火脾土，法宜大泻阳明之火，当归芦荟丸治之。(《血证论》第六卷《失血兼见诸证·惊悸》)

头晕痛 火逆晕痛者，烦渴引饮，见火增剧，掉头更痛，口苦嗌干，尿赤便闭，左手脉数，是火证也，当归芦荟丸治之。(《血证论》第六卷《失血兼见诸证·晕痛》)

目中出火 肝火外越，必兼口苦、耳鸣等症，当归芦荟丸治之。(《血证论》第六卷《失血兼见诸证·眼目》)

耳聋 若外感暴聋，总不外少阳一经。足少阳胆脉绕耳轮，手少阳三焦脉入于耳，邪气壅塞，听宫为其所掩。肝火炽甚，宜当归芦荟丸。(《血证论》第六卷《失血兼见诸证·耳病》)

怒复 怒复者，怒气伤肝，相火暴发，而血因奋兴，当归芦荟丸以泻之。(《血证论》第六卷《失血兼见诸证·劳复》)

大柴胡汤

【组成】 柴胡三钱 半夏三钱 白芍三钱 黄芩三钱 枳壳二钱 大黄钱半 生姜三钱 大枣三枚

【方解】 黄芩一味清表里之火，姜、枣、柴胡使邪从表解，半夏、白芍、枳壳、大黄使邪从里解。乃表里两解之剂而用里药较多，后之双解散、通圣散皆从此套出。借治血证，或加表药，或加血药，可以随宜致用。

【主治】 呕血、噤口痢、呃哕、惊悸、头晕痛、见鬼。

呕血 先干呕，然后呕血，呕血后仍发干呕者，皆少阳之逆气也，用大柴胡汤加蒲黄、丹皮、桃仁、当归治之。(《血证论》第二卷《血上干证治·呕血》)

噤口痢 噤口者，下痢不食，是火热浊攻，胃气被伤而不开。

至呕不食，宜用大柴胡汤加石膏、花粉、人参，则攻逆生津，开胃进食，两面俱到。(《血证论》第四卷《血下泄证治·便脓》)

呃哕 有瘀血阻滞而发呃者，必见刺痛逆满之证，大柴胡汤加桃仁、丹皮、苏木治之。(《血证论》第六卷《失血兼见诸证·呃哕》)

惊悸 有阳明火盛，恶闻人声，闻木音则惊者，此《内经》所谓气并于阳，故发惊狂者也。乃肝胆木火脾土，法宜大泻阳明之火，大柴胡汤治之。(《血证论》第六卷《失血兼见诸证·惊悸》)

头晕痛 火逆晕痛者，烦渴引饮，见火增剧，掉头更痛，口苦嗌干，尿赤便闭，左手脉数，是火证也，大柴胡汤治之。(《血证论》第六卷《失血兼见诸证·晕痛》)

见鬼 目中见鬼者，肝经血室蓄有瘀热，夜则谵语，大柴胡汤加桃仁、牡丹皮治之。(《血证论》第六卷《失血兼见诸证·恍惚》)

生地黄散

【组成】生地五钱 川芎钱半 黄芩三钱 侧柏叶三钱 桔梗二钱 栀子二钱 蒲黄三钱 阿胶二钱 白茅根三钱 丹皮三钱 白芍三钱 甘草钱半 童便一杯 莱菔汁一杯

【方解】此方以治肝为主，以肝主血故也。而亦兼用心肺之药者，以心主火，治火必先治心，肺主气，降气必先清肺。为凉血止血之通剂，方义虽浅而易效。

【主治】鼻衄、零腥、血箭、遗精、时复。

鼻衄 鼻总系肺经之窍，血总系肝经所属，故凡衄家目必昏黄。仲景云：目黄者，衄未止；目了慧者，其衄已止。以肝开窍于目，血扰肝经，故目黄也，治宜和肝。而其血犯肺窍出，又宜和肺。今且不问春夏，不分秋冬，总以调治肝肺为主，生地黄汤治之。服后衄止，再服地骨皮散以滋之。盖不独衄血宜治肝肺，即一切吐咯，亦无不当治肝肺也。肝主血，肺主气，治血者必调气，舍

肝肺而何所从事哉。(《血证论》第二卷《血上干证治·鼻衄》)

零腥 零腥者，吐出星点，黄白色，细如米粟，大如豆粒，气极腥臭，杂在漩唾之中，而非漩唾，乃吐血之后，血分瘀热所化。或未吐血之前，血分之热化为星点，先吐星点，后乃吐血，总系血分瘀热变化而成。治宜清热化血，降气消痰。以其似痰，必假痰气而生故也。在既吐血后而零腥见者，总以清热化血为主。以其在吐血之后，乃瘀血壅热而出，故宜兼治瘀血，生地黄散亦治之。(《血证论》第二卷《血上干证治·零腥》)

血箭 从毛孔中流出一条血来，有似箭之射出，故名血箭。由心肺火盛，逼血从毛孔中出。治宜清心火以除血出之源，又宜泻肺火以敛皮毛之气，使毛孔不渗泻，则血自止。心肺兼治，宜用生地黄散。(《血证论》第三卷《血外渗证治·血箭》)

遗精 胞宫乃肝之所司，精与血皆藏于此。治血者必治胞，治精者亦必治胞，故皆以治肝为主。肝寄相火，气主疏泄，火炽气盛，则上吐血而下遗精。吐血甚而遗精轻者，以治吐血为主，生地黄散加金樱子、牡蛎治之。(《血证论》第六卷《失血兼见诸证·遗精》)

时复 失血之病得于夏者，乃心经火旺，次逢夏月复发，若见烦热，即宜预服生地黄散以遏止之。(《血证论》第六卷《失血兼见诸证·时复》)

泻白散

【组成】地骨皮三钱　生桑皮三钱　糯米四钱

【方解】肺为火克，以此生金，清火利水，水清火自降矣。

【主治】咳血、血箭、子呛、水肿、喉腥。

咳血 血证内伤肺胀，血家风火相动，激水气上升者，泻白散合葶苈泻肺汤而效。(《血证论》第二卷《血上干证治·咳血》)

血箭 从毛孔中流出一条血来，有似箭之射出，故名血箭。由心肺火盛，逼血从毛孔中出。宜泻肺火以敛皮毛之气，使毛孔不渗

泻，则血自止，泻白散加生地、蝉蜕、百合、五倍子、黄芩、蒲黄、杏仁、白及。(《血证论》第三卷《血外渗证治·血箭》)

子呛　有胎中之水，上泛为痰，冲肺作咳，以致子呛者，于法又宜去水。苏子降气汤、六君子汤加五味、炮姜、细辛治之。若是水火兼动而致咳嗽，宜泻白散加杏仁、瓜蒌霜、白前、黄芩、枳壳、甘草。(《血证论》第五卷《血中瘀证治·胎气》)

水肿　皮肤水肿者，宜从肺治之，以肺主皮毛故也。肺为水之上原，肺气行则水行，宜泻白散加杏仁、桔梗、紫苏、茯苓。(《血证论》第六卷《失血兼见诸证·肿胀》)

喉腥　是肺火痰滞，泻白散合甘桔汤，再加射干、马兜铃、黄芩、杏仁、川贝母、天冬、麦冬、百合、瓜蒌霜治之。(《血证论》第六卷《失血兼见诸证·口舌》)

地骨皮散

【组成】　生地黄三钱　当归三钱　川芎一钱　白芍三钱　牡丹皮三钱　地骨皮三钱

【方解】　柯韵伯曰：阴虚者阳凑之，故热。仲景言阴弱则发热，阳气陷入阴中必发热，然当分三阴而治之。阳邪陷入太阴脾部，当补中益气汤以升举之，清阳复位而火自熄也。若陷入少阴肾部，当六味地黄丸以对待之，壮水之主而火自平也。陷入厥阴肝部，当地骨皮饮以凉补之，血有所藏而火自安也。四物汤为肝家滋阴调血之剂，加地骨皮清志中之火以安肾，补其母也，加牡丹皮清神中之火以凉心，泻其子也。二皮凉而不润，但清肝火，不伤脾胃，与四物加知、柏之苦寒者不同。故逍遥散治肝火之郁于本脏者也，木郁达之，顺其性也。地骨皮饮治阳邪之陷于肝脏者也，客者除之，勿纵寇以遗患也。二者皆肝家得力之剂。

【主治】　咳血、鼻衄、目衄、发热、盗汗、遗精、劳复、时复。

咳血　痰为肾之所主，血实心之所主也。况水火互根，肾病及心，心病亦及肾。其有心经火旺，血脉不得安静，因而带出血丝，

咳逆咽痛者，地骨皮散加茯苓、射干、旋覆花、牛膝。(《血证论》第二卷《血上干证治·咳血》)

鼻衄 鼻总系肺经之窍，血总系肝经所属，故凡衄家目必昏黄。仲景云：目黄者，衄未止；目了慧者，其衄已止。以肝开窍于目，血扰肝经，故目黄也，治宜和肝。而其血犯肺窍出，又宜和肺。今且不问春夏，不分秋冬，总以调治肝肺为主，生地黄汤治之。服后衄止，再服地骨皮散以滋之。盖不独衄血宜治肝肺，即一切吐咯，亦无不当治肝肺也。肝主血，肺主气，治血者必调气，舍肝肺而何所从事哉。(《血证论》第二卷《血上干证治·鼻衄》)

目衄 目虽阳明经所属，而实肝所开之窍也。血又肝之所主，故治目衄，肝经又为要务。病发于肝者，多是怒逆之气火，耳鸣口苦，胸胁刺痛，宜从肝治之，地骨皮散加柴胡、炒栀、益母草。(《血证论》第二卷《血上干证治·目衄》)

发热 血虚者，发热汗出，以血不配气，则气盛而外泄也。或寅卯时即发热，以寅卯属少阳，肝血既虚，则少阳之相火当寅卯旺时而发热，地骨皮散加柴胡、青蒿、胡黄连、云茯苓、甘草治之。(《血证论》第六卷《失血兼见诸证·发热》)

盗汗 睡中盗汗者，睡则气归血分，血不足则气无所归，故气泄而汗出，地骨皮散加枣仁、知母、茯苓、五味子、黄芪、黄柏。(《血证论》第六卷《失血兼见诸证·出汗》)

遗精 肝寄相火，气主疏泄，火炽气盛，则上吐血而下遗精。胞宫乃肝之所司，精与血皆藏于此。治血者必治胞，治精者亦必治胞，故皆以治肝为主，地骨皮散加柴胡、胡黄连、知母、黄柏、牡蛎、龙骨、茯苓、蒲黄、血余治之。(《血证论》第六卷《失血兼见诸证·遗精》)

劳复 失血病因劳动而复发者十之五六，烦热甚者，宜用地骨皮散加炒栀子、蒲黄。(《血证论》第六卷《失血兼见诸证·劳复》)

时复 血家病得于春者，乃肝经血虚火旺，春木之气内通于肝，肝经感木气而风动火发，故值春时旧病复作。其已发吐血者，宜地骨皮散加蒲黄、黄芩、龙胆草、杏仁、柴胡、荆芥、醋炒大黄

治之。(《血证论》第六卷《失血兼见诸证·时复》)

当归六黄汤

【组成】生地五钱　熟地三钱　黄连二钱　黄芩三钱　黄柏二钱
黄芪五钱　当归三钱

【方解】陈修园曰：阴虚火扰之汗，得当归、地黄之滋阴，又
得黄连、黄芩之泻火，则蒸汗之本治矣。此方之妙，全在苦寒，寒
能胜热，而苦复能坚之。又恐过于苦寒，伤其中气。中者，阴之守
也，阴虚则火愈动，火愈动则汗愈出。尤妙在大苦大寒队中倍加黄
芪，领苦寒之性尽达于表，以坚汗孔，不使留中为害。

谨按：修园此论皆是，惟言黄芪领苦寒之性尽达于表，不使留
中为害，则差毫厘。盖药之救病原于偏寒偏热，治偏寒偏热之病，
自必用偏寒偏热之药。此方大治内热，岂寒凉之药能尽走皮肤而不
留中者乎？况黄芪是由中以托外之物，非若麻黄直透皮毛而不留中
也。吾谓内热而蒸为汗者，此为对症，如果外热而内不利寒凉药
者，则归脾汤、当归补血汤加减可也。

【主治】汗血、产后汗出、盗汗、出汗。

汗血　血者，心之液也。皮毛者，肺之合也。治法宜清心火，
火清则阳不乘阴。兼治肺金，肺调则皮毛不泄。血虚火甚者，当归
六黄汤治之。(《血证论》第三卷《血外渗证治·汗血》)

产后汗出　盗汗阴虚者，当归六黄汤治之。(《血证论》第四卷
《血下泄证治·产血》)

盗汗　睡中盗汗者，睡则气归血分，血不足则气无所归，故气
泄而汗出，宜当归六黄汤治之。(《血证论》第六卷《失血兼见诸
证·出汗》)

出汗　有阴阳两虚，自汗盗汗者，当归六黄汤加附子。(《血证
论》第六卷《失血兼见诸证·出汗》)

凉血地黄汤

【组成】 生地四钱　当归三钱　甘草钱半　黄连二钱　炒栀子一钱　元参三钱　黄芩二钱

【方解】 此方纯是凉心。血者，心之所生，凉心即是凉血。

【主治】 汗血、血箭、血痣、血瘙。

汗血 血者，心之液也。皮毛者，肺之合也。治法宜清心火，火清则阳不乘阴。兼治肺金，肺调则皮毛不泄。凉血地黄汤加桑皮、地骨皮、蝉蜕、百合、蒲黄治之。(《血证论》第三卷《血外渗证治·汗血》)

血箭 从毛孔中流出一条血来，有似箭之射出，故名血箭。由心肺火盛，逼血从毛孔中出。治宜清心火以除血出之源，凉血地黄汤加蒲黄。(《血证论》第三卷《血外渗证治·血箭》)

血痣 血痣初起，其形如痣，渐大如豆，触破时长流血水。此由肝经怒火、瘀血凝聚而成。内服凉血地黄汤。(《血证论》第三卷《血外渗证治·血痣》)

血瘙 癣疥血点，血疙瘩，一切皮肉赤痒，名色不一，今统称之曰血瘙，皆由血为风火所扰。火甚则起点，起疙瘩，风甚则生虫生痒。火甚赤痛者，凉血地黄汤加荆芥、蝉蜕、红花、杏仁治之。知血瘙之病，则凡一切火游丹、漆疮、风丹诸治法总不外是。兼热者色白或流黄水，加苍术、赤苓，兼寒者或青黯硬肿，加桂尖。(《血证论》第三卷《血外渗证治·血瘙》)

四物汤

【组成】 当归一钱　生地四钱　川芎二钱　白芍三钱

【方解】 柯韵伯曰：心生血，肝藏血，故凡生血者则究之于心，调血者当求之于肝也。是方乃肝经调血之专剂，非心经生血之主方也。当归和血，川芎活血，芍药敛血，地黄补血。四物具生长收藏之用，故能使荣气安行经遂。若血虚加参、芪，血结加桃仁、红花，血闭加大黄、芒硝，血寒加桂、附，血热加芩、连。欲行血去芍，欲止血去芎，随宜加减，则不拘于四物矣。如遇血崩、血晕等证，四物不能骤补，而反助其滑脱，又当补气生血，助阳生阴长之理。盖此方能补有形之血于平时，不能生无形之气于仓卒。能调阴中之血，而不能培真阴之本。韵伯此论虽有不足于四物，然谓四物为肝经调血之专剂，则深知四物之长者矣。盖肝主藏血，冲任血海均属于肝，故调血者舍四物不能为功。

【主治】吐血、不寐、呕血、舌衄、脏毒、肠风、痢疾、尿血、经行先期、经水后期、带漏闭经、产后发热、产后汗出不止、抱儿痨、血渴、经闭、胞阻、胎漏、子淋、子悬、子痫、便秘、咳嗽、发热、不寐、头晕痛、目黄、目珠红、痹证、筋痿、便秘、食不化、痉病、筋挛。

吐血 因于跌打损伤，以及用力努挣而得失血之证者，法宜补气以续其绝，消瘀以治其伤，四物汤加黄芪、人参、续断、桃仁、红花、陈酒、童便治之。（《血证论》第二卷《血上干证治·吐血》）

不寐 肝血虚则虚烦不眠，骨蒸梦遗，宜四物汤加枣仁、知母、云苓、柴胡、阿胶、牡蛎、甘草，敛戢肝魂，滋养肝血，清热除烦，为肝经阴虚滋补之法。（《血证论》第二卷《血上干证治·吐血》）

呕血 凡血证带呕者，但治其血，血止而呕自止。凡呕证带血者，有如回食病，呕后见血水，此胃逆血枯，难治之证，四物汤加甘草、寸冬、枳壳、茯苓、藕汁、萝卜汁、生姜、荆竹油，清利胃气，养血止呕。（《血证论》第二卷《血上干证治·吐血》）

舌衄 舌本乃肝脉所络，舌下渗血，肝之邪热，四物汤加桃仁、红花、炒栀、丹皮、牛膝、赤苓。（《血证论》第二卷《血上干证治·舌衄》）

脏毒 脏毒者，肛门肿硬，疼痛流血，与痔漏相似。若大便不结，肿痛不甚者，不须重剂，用四物汤加地榆、荆芥、槐角、丹皮、黄芩、土茯苓、地肤子、苡仁、槟榔治之。（《血证论》第四卷

《血下泄证治·便血》）

肠风 若肝经风热内煽而下血者，必见胁腹胀满，口苦多怒，或兼寒热。肝风动血，四物汤合白头翁汤兼补其血。治风先治血，血行风自灭，此之谓也。如无白头翁，则择柴胡、青蒿、白薇代之。桑寄生得风气而生，代白头翁更佳。（《血证论》第四卷《血下泄证治·便血》）

痢疾 病在血分者，则利下纯红，口渴便短，里急后重。如火太旺，则逼血妄行，故血痢多痛如刀锥，乃血痛也。肺金当秋，克制肝木，肝不得达，故郁结不解而失其疏泄之令，是以塞而不通。调肝则木火得疏泄而血分自宁。达木火之郁，四物汤加蒲黄、五灵脂、延胡索、黄柏、龙胆草、黄芩、柴胡、桑寄生。（《血证论》第四卷《血下泄证治·便脓》）

尿血 虚证尿出鲜血，如尿长流，绝无滞碍者，但当清热滋虚，兼用止血之药，无庸再行降利矣。宜用四物汤加减治之。（《血证论》第四卷《血下泄证治·尿血》）

经行先期 血热者，水之不足也，因见行经趱前、发热、口渴诸症。四物汤加天冬、麦冬、黄芩、花粉、柴胡、阿胶、牛膝等药以滋水濡血。（《血证论》第四卷《血下泄证治·经血》）

经水后期 血寒者，水不温也。因见经水后期，黯淡清冷之状，以及凝滞疼痛兼作，四物汤加茯苓、甘草、桂枝、黑姜、附子等药以温水者行气，气行则血行也。（《血证论》第四卷《血下泄证治·经血》）

带漏闭经 血滞者，瘀血阻滞，因见身痛腹胀、寒热带漏、散经闭经诸症，总是瘀血阻滞其气。若无瘀血，则经自流通，安行无恙，何缘而错杂变乱哉？凡此之类，故总以祛瘀为要，四物汤加元胡、桃仁、香附、乳香、没药主之。有热加黄芩、黄连，有寒加干姜、附片。（《血证论》第四卷《血下泄证治·经血》）

产后发热 因阴血暴伤，阳无所附，四物汤加炮姜，从阴引阳，为正治之法。若头痛恶寒而发热者，属外感，不当作寻常伤寒治之，惟宜用四物汤加荆芥、柴胡、葱白，和血解表而愈。（《血证

论》第四卷《血下泄证治·产血》)

产后发热　病抱儿痨者，胎前已病阴虚，而产后去血过多，其阴愈虚，发热发咳。阴虚火动，挟水饮而上干者，四物汤合二陈汤，再加柴胡、黄芩、姜汁、竹沥、竺黄、胆南星、金箔、牛黄治之。(《血证论》第六卷《失血兼见诸证·抱儿痨》)

产后汗出不止　抱儿痨，产前已大虚耗，产后汗出不止，独参汤救之，浮热脉大者，加附子以引阳入阴。此虽胎前常病火燥而至是，阳气欲脱，不得仍照火燥治法。四物汤加炮姜，亦是从阴引阳之法，皆可审用。(《血证论》第六卷《失血兼见诸证·抱儿痨》)

抱儿痨　妇人有胎，复得咳嗽发热骨蒸，或吐血，或梦交，名为抱儿痨。胞室既为胎所占，则相火上壅而为呕吐，失血者往往而然。相火之气循经外达，壅于腠理则生寒热，甚则骨蒸。此时不能夺去其胎，只得清泄胞中之气，使相火有所泄，斯不致大壅耳。宜四物汤加黄柏、知母、赤茯苓、泽泻、山萸肉、甘草梢、肉苁蓉，此是治胞室以滋相火之本也，外用小柴胡汤以和其腠理。蒸热之甚者，可用清骨散以泻之，此是治少阳以清相火之标也。是时胞宫不便重治，只合多清少阳，以重治其标，即不痊愈，而亦杀其病气矣。如欲胞室腠理面面兼治，则宜四物汤合柴胡清骨散治之。(《血证论》第六卷《失血兼见诸证·抱儿痨》)

血渴　瘀血在里则口渴。所以然者，血与气本不相离，内有瘀血，故气不得通，不能载水津上升，是以发渴，名曰血渴。瘀血去则不渴矣。四物汤加枣仁、丹皮、蒲黄、三七、花粉、云苓、枳壳、甘草。(《血证论》第五卷《血中瘀证治·瘀血》)

经闭　虚证经闭者，或因失血过多，面与爪甲之色俱浅淡黄白。血既从上而脱，更何从再注胞中，以为经水哉？治法宜止其吐衄之血，使其下行，再补其虚，则血生而气顺，下注胞中，斯经得通矣。四物汤加牛膝、枳壳、降香、玉京、血余、童便、茯苓、甘草、阿胶。(《血证论》第五卷《血中瘀证治·经闭》)

胞阻　孕妇少腹痛，仍分水分、血分两端。在血分者，胞为肝肾所司，肝阳不达于胞中，则胞血凝滞而痛，四物汤加艾叶、香附、阿胶、小茴。肾阳不达于胞室，则胎冷痛，上连腰脊，四物汤加杜仲、补骨脂、台乌、艾叶。此名胞阻，谓胞中阴血与阳气阻隔也。(《血证论》第五卷《血中瘀证治·胎气》)

胎漏 分水与血二证，下血者属血热，因其火甚，故逼血妄行，宜四物汤加阿胶、炒栀子、侧柏叶、黄芩。(《血证论》第五卷《血中瘀证治·胎气》)

子淋 小便淋沥，分水淋、血淋二者。血淋者病在血室，阴中割痛，下滴血点，四物汤加苁蓉、茅根、藕节、条芩、赤苓、草梢。(《血证论》第五卷《血中瘀证治·胎气》)

子悬 子悬者，胎气上逼，悬塞心胸，分水分、血分二者。血分之病，由于血虚，胎中厥阴肝经相火上僭，举胎上逼。宜小柴胡合四物汤，再加云苓、黄连、黄柏。(《血证论》第五卷《血中瘀证治·胎气》)

子痫 子痫者，血分之风也。其症忽然昏冒，卒倒无知，手足抽掣，过时则醒，口噤反张，乃孕妇血虚，风邪入肝之所致，法宜补血祛风。四物汤加钩藤、防风、茯神、桑寄生、独活、羚羊角。(《血证论》第五卷《血中瘀证治·胎气》)

便秘 大便不通者，血不足也。孕妇之血足则无病，血既不足，则供胎尤未能给，更何能分给诸脏，是以必现口渴、咳逆、发热、大便不通等症。治宜滋生其血，血足则大便自通。四物汤加杏仁、麻仁、苁蓉、菟丝子治之。(《血证论》第五卷《血中瘀证治·胎气》)

咳嗽 有冲气挟肝经相火上乘肺金者，其症目眩口苦，呛咳数十声不止，咳牵小腹作痛，发热颊赤，宜四物汤合左金丸，再加人尿、猪胆汁、牡蛎、五味治之。盖血室为肝之所司，冲脉起于血室，故肝经之火得缘冲气而上。(《血证论》第六卷《失血兼见诸证·咳嗽》)

发热 有阴虚于内，阳浮于外而发热者，须大补其阴而复纳其阳。故产后发热用四物汤加黑姜，失血发热亦可用之，火重者再加芩连。(《血证论》第六卷《失血兼见诸证·发热》)

不寐　肝经有火，多梦难寐，四物汤加法夏、枣仁、虫草、龙骨、夜合皮。(《血证论》第六卷《失血兼见诸证·卧寐》)

头晕痛　头晕痛虽是两病，失血之人往往兼见二症。由于血虚则风动而晕，火动而痛。吾谓不分晕痛，亦不分治肝治肾，总以四物汤加元参、枸杞、肉苁蓉、玉竹、天麻、细辛、知母、黄柏、山茱萸、牛膝。(《血证论》第六卷《失血兼见诸证·晕痛》)

目黄　目珠红、衄家目黄者，衄未止，是血中有热故也。凡是血热者，其目多黄，四物汤加柴胡、黄芩、丹皮、苏木、茵陈、红花治之。目珠红亦是瘀血，治与上同。(《血证论》第六卷《失血兼见诸证·眼目》)

痹证　如血虚火旺之人，风中兼火，外见痹证，身体不仁，四肢疼痛，内见便短、脉数、口渴等症，宜四物汤加防风、柴胡、黄芩、丹皮、血通、秦艽、续断、羚羊角、桑寄生、玉竹、麦冬治之。(《血证论》第六卷《失血兼见诸证·痹痛》)

筋痿　痿者，足废不能行之谓，分五痿治之。肝气热为筋痿，则筋急而挛，四物汤加羚羊角、续断、山茱萸、黄柏、地骨皮治之。(《血证论》第六卷《失血兼见诸证·痿废》)

便秘　失血家血虚便燥，四物汤加麻仁主之。血燥者加桃仁、酒军，气燥者加杏仁、枳壳，风燥者加皂角仁、白芷、防风，火燥者宜加枳壳、厚朴、大黄、芒硝。其症口渴，手足潮热，或发谵语，四物汤加麻仁、枳壳、厚朴、大黄以滋降之。(《血证论》第六卷《失血兼见诸证·便闭》)

食不化　但用水漱口而不欲饮者，多是经脉中有瘀血，宜四物汤加红花、血通、干漆、冰片、葱白、桃仁治之。(《血证论》第六卷《失血兼见诸证·饮食》)

痉病　血家病此，多是血燥生风，筋灼而挛，麻、桂皆其所忌，宜四物汤加葛根、防风、荆芥、独活、羚羊角、桑寄生、续断、杏仁治之。(《血证论》第六卷《失血兼见诸证·痉挛》)

筋挛　肝主筋，肝病则惊骇筋挛，总以治肝为主，四物汤加羚羊角、酸枣仁、木瓜、荆芥、黄芩治之。(《血证论》第六卷《失血兼见诸证·痉挛》)

地黄汤

【组成】 熟地一两　山药五钱　山萸肉五钱　茯苓三钱　丹皮三钱　泽泻三钱

【方解】 陈修园谓人之既生以后天生先天，全赖中宫输精及肾，而后肾得补益。谓此方非补肾正药，然肾经水虚火旺者实不可离。方取熟地以滋肾水，而又恐肝木盗水之气，故用山萸以养肝之阴，补子正以实母也。再用山药补脾土，启水津以给肾。用丹皮清心包、泻火邪以安肾，庶几肾中之水得以充足。特虑有形之水质不化，则无形之水津亦不能生，尤妙茯苓、泽泻化气利水，以泻为补，虽非生水之正药，而实滋水之要药。

【主治】 吐血、咯血、咳血、鼻衄、耳衄、齿衄、经行先期、经闭、厥冷、发渴、喘息、痰饮、水肿、头痛、眼花、口咸、苔黑、骨痿、遗精、淋浊、抱儿痨。

吐血　因于色欲过度，阴虚火旺，其症夜则发热，盗汗梦交，耳鸣不寐，六脉细数扎革，宜地黄汤加蒲黄、藕节、阿胶、五味治之。（《血证论》第二卷《血上干证治·吐血》）

吐血　水阴之气虚而火热之气亢，喘咳蒸灼，痰血痨瘵均作矣。凡人后天之病久则及于先天，凡治虚者不可以不早也。地黄汤主之，补肾之阴而兼退热利水，退热则阴益生，利水则阴益畅。盖膀胱化气，有形之水气下泄，则无形之水阴如露上腾而四布矣。以济君火则加枸杞、元参，以输肺金则加生脉散，火甚者再加黄柏、知母。（《血证论》第二卷《血上干证治·吐血》）

咯血　咯血者，痰带血丝也。肾主五液，虚火上升则水液泛上，凝而为痰。膀胱之水随火上沸，引动胞血随之而上，是水病兼病血也。地黄汤加旋覆花、五味、天冬、寸冬、蒲黄。（《血证论》第二卷《血上干证治·咯血》）

咳血　失血之人浮热昏烦，痰喘咳嗽，多是真阴内虚，阳无所守。肾中阴虚，火上水升，凝滞为痰，地黄汤加麦冬、五味、旋

覆、阿胶、杏仁、蛤蚧、牛膝，亦仲景猪苓汤意，而滋补之功尤多。(《血证论》第二卷《血上干证治·咳血》)

鼻衄　衄血既止，宜多服止衄散原方及六味地黄汤以收功。(《血证论》第二卷《血上干证治·鼻衄》)

鼻衄　有肾经虚火浮游上行，干督脉经而衄血者，必见腰痛、项背痛、头昏、足厥冷等症，衄止后，即宜用地黄汤加天冬、阿胶、血余、五味以补之。(《血证论》第二卷《血上干证治·鼻衄》)

耳衄　治法总宜治三焦、胆、肝与小肠经，自无不愈。愈后皆宜常服六味地黄汤补水济火。(《血证论》第二卷《血上干证治·耳衄》)

齿衄　肾虚火旺，齿齼血渗，以及睡则流血，醒则血止者，皆阴虚血不藏之故，统以六味地黄汤加牛膝、二冬、碎补、蒲黄。上盛下虚，火不归元，尺脉微弱，寸脉大浮者，加桂附。(《血证论》第二卷《血上干证治·齿衄》)

经行先期　血热者，水之不足也，因见行经趱前、发热、口渴诸症。六味地黄汤以滋肺肾，能启水之源，此以滋水为养血之法也。(《血证论》第四卷《血下泄证治·经血》)

经闭　冲任两脉起于胞中，上属阳明。若胞中火逆，随冲任两脉上冲，头晕颊赤，咽喉不利，发热口渴，咳逆喘息。从肾中引气下行以通经，用六味地黄汤加知柏、牛膝、前仁，此引冲气下行隔治之法。(《血证论》第五卷《血中瘀证治·经闭》)

厥冷　失血之人而亦间有发厥者，厥止热不退者，用地黄汤以滋阴。(《血证论》第六卷《失血兼见诸证·厥冷》)

发渴　若肾中之水不足，则不能升达上焦，是以渴欲引水。宜启下焦之阴以滋津液，地黄汤加人参、麦冬、诃子。(《血证论》第六卷《失血兼见诸证·发渴》)

喘息　肾虚喘息者，以气之根原于肾，失血家火甚水枯，不能化气，是以气短而喘。若是阴虚阳无所附，气不归根者，地黄汤合

生脉散，加磁石、牛膝、沉香以滋纳之。（《血证论》第六卷《失血兼见诸证·喘息》）

痰饮 痰为津液所凝，而津液之生原于肾。下焦血虚气热，津液不升，火沸为痰，地黄汤加川贝母、五味子、麦冬、旋覆花、款冬花、海粉、牛膝、白前、龙骨、牡蛎、黄柏、知母等药。（《血证论》第六卷《失血兼见诸证·痰饮》）

水肿 诸水又皆肾之所主，肾气化，则上下内外之水俱化，宜六味地黄丸。（《血证论》第六卷《失血兼见诸证·肿胀》）

头痛 肾虚则头痛，《内经》所谓头痛颠疾，下虚上实，过在少阴是也。六味地黄丸加细辛、葱白、麝香治之。（《血证论》第六卷《失血兼见诸证·晕痛》）

眼花 眼花者，肾之阴虚，瞳神属肾，客热犯之，时见黑花，或成五色，宜地黄汤加枸杞、朱砂、磁石、肉苁蓉、石决明、元参、知母、细辛治之。（《血证论》第六卷《失血兼见诸证·眼目》）

口咸 口咸是脾湿，润下作咸，脾不化水，故咸也。六味地黄汤加旋覆花、牛膝、白前根，从肾中化水，纳之下行，以隔治之。（《血证论》第六卷《失血兼见诸证·口舌》）

苔黑 苔黑而舌滑润者，乃水极似火，真寒假热之证。血家虚火，宜地黄汤加肉桂、牛膝、五味子、龙骨以引导之。（《血证论》第六卷《失血兼见诸证·口舌》）

骨痿 肾气热则骨痿，腰脊不举，地黄汤治之。（《血证论》第六卷《失血兼见诸证·痿废》）

遗精 肝寄相火，气主疏泄，火炽气盛，则上吐血而下遗精。遗精甚而吐血轻者，以遗精为主，地黄汤加血余、龙骨、牡蛎治之。（《血证论》第六卷《失血兼见诸证·遗精》）

淋浊 前阴属肝，肝火怒动，茎中不利，甚则割痛，或兼血淋，地黄汤加肉苁蓉、黄柏、车前子治之。若血淋则加地榆、蒲黄。（《血证论》第六卷《失血兼见诸证·淋浊》）

抱儿痨 世谓妇人有胎，复得咳嗽、发热、骨蒸，或吐血，或梦交，名为抱儿痨。肾中阴虚而火动者，则水结为痰，为咳，为肿，为淋闭、骨蒸，地黄汤加杏仁、五味子、麦冬、桑皮、黄柏、知母以清之。（《血证论》第六卷《失血兼见诸证·抱儿痨》）

抱儿痨　肾中阳虚不化水者，则水停为饮，为咳，为肿，为淋闭、清谷不化，宜地黄汤加补骨脂、杜仲、艾叶、附片、台乌药、沉香、木通以温其阳。（《血证论》第六卷《失血兼见诸证·抱儿痨》）

抱儿痨　若肾中痰火上逆之至，喘咳不止，胎亦上逼，用六味地黄汤加龙骨、牡蛎、钟乳石、牛膝、半夏、五味子、麦门冬、川贝母治之。（《血证论》第六卷《失血兼见诸证·抱儿痨》）

回龙汤

【组成用法】每自己小便，每去头尾，接用一碗，乘热服。

【方解】化血清火，自还神化，为血证妙药。与秋石不同，万勿服秋石。

【主治】吐血。

吐血　血之为物，热则行，冷则凝，见黑则止，遇寒亦止，故有用热药止血者，以行血为止血，姜、艾等是也，有用凉水止血者，或用急流水，或用井华水，取冷则凝之义。芩、连诸药亦即冷止之义。有用百草霜、京墨、十灰散等以止血者，取见黑则止之义，黑为水之色，红为火之色，水治火故止也。又有用咸以止血者，童便、马通、扬尘水之类，此《内经》咸走血之义。本人小便，清晨每服一碗，名回龙汤，各种随笔赞回龙汤之妙者甚夥，病家皆所当服也。（《血证论》第二卷《血上干证治·吐血》）

吐血　设水阴之气虚而火热之气亢，喘咳蒸灼，痰血痨瘵均作矣。凡人后天之病久则及于先天。寇深矣，若之何？凡治虚者不可以不早也。回龙汤滋阴降火，同气相求，视无情草木尤胜。（《血证论》第二卷《血上干证治·吐血》）

玉女煎

【组成】 熟地五钱　石膏三钱　知母三钱　麦冬三钱　牛膝三钱

【方解】 陈修园力辟此方之谬，然修园之所以短于血证者即此可见。夫血之总司在于胞室，而胞宫冲脉上属阳明。平人则阳明中宫化汁变血，随冲脉下输胞室。吐血之人胞宫火动气逆，上合阳明，血随而溢，咳嗽不休，多是冲阳上合阳明，而成此亢逆之证。

方用石膏、冬、母以清阳明之热，用牛膝以折上逆之气，熟地以滋胞宫之阴。使阳明之燥平，冲脉之气息，亢逆之证乃愈矣。景岳制此方，曾未见及于此，修园又加贬斥，而王士雄以为可治阴虚胃火齿痛之证，皆不知此方之关冲脉，有如是之切妙也。麦门冬汤治冲逆是降痰之剂，此方治冲逆是降火之剂。

【主治】 呕血、鼻衄、目衄、齿衄、经闭、子呛、咳嗽、心烦、不得卧、呃哕、痰饮、怔忡、咽痛、痿废、抽搐、时复。

呕血 凡血证带呕者，但治其血，血止而呕自止。凡呕证带血者，有如回食病，呕后见血水，此胃逆血枯，难治之证，玉女煎加蒲黄、麻仁亦效。（《血证论》第二卷《血上干证治·呕血》）

鼻衄 阳明主阖，秋冬阴气本应收敛，若有燥火伤其脉络，热气浮越，失其主阖之令，逼血上行，循经脉而出于鼻。其症口渴气喘，鼻塞孔干，目眩发热，或由酒火，或由六气之感，总是阳明燥气合邪而致衄血。鼻衄止后，宜用玉女煎加蒲黄以滋降之，再用甘露饮多服以调养之，肆饮梨胶、藕汁、莱菔汁、白蜜等，皆与病宜。（《血证论》第二卷《血上干证治·鼻衄》）

目衄 阳明脉起于承泣穴，泪窍出血，乃阳明燥热所攻发，故凡治目多治阳明，泻阳明胃经之热，是治目疾一大法门，治目衄者，可以类推。凡白虎汤、甘露饮、玉女煎均治阳明方，医者审虚实先后而用之，罔不奏效。（《血证论》第二卷《血上干证治·目衄》）

齿衄 胃中虚火，口燥龈糜，其脉细数，血不足者，玉女煎引胃火以下行，兼滋其阴。有火中挟风者，宜加防风、白芷。火中挟湿者，宜加防己、木通。

经闭　若胞中火逆，随冲任两脉上冲，头晕颊赤，咽喉不利，发热口渴，咳逆喘息。此乃胞气上逆，合于阳明之气，而为燥动之证，法宜从阳明以折冲逆，使火下降，斯经通矣。如脾胃素虚，不便攻治者，玉女煎加桃仁、丹皮治之。（《血证论》第五卷《血中瘀证治·经闭》）

子呛　胎中之水火上干于肺故也。养胎全赖水与血二者，若水不足以濡血则血燥，血不足以济水则气热。燥热相合，是为胎火。胎火循冲脉而上，干犯肺金，则咳喘交作，两颊发赤，咽喉不利，气呛咳嗽，故名子呛，时方玉女煎加五味子亦妙。方中牛膝正取其降冲逆，牛膝降冲逆，降火也。（《血证论》第五卷《血中瘀证治·胎气》）

咳嗽　虚痨咳嗽，原于火克金，水乘肺，而切究其故，则病皆在于胃。胃为水谷之海，化生津血，血不足则火旺，津不生则肺燥，水气不化则饮邪上干。治胃火宜玉女煎。（《血证论》第六卷《失血兼见诸证·咳嗽》）

咳嗽　有冲气咳逆者，以冲脉起于血海，循行而上丽于阳明。血海受伤，则冲脉气逆，上合阳明，而为火逆燥咳之证，玉女煎治之。从阳明以抑冲气之颠，使不逆也。（《血证论》第六卷《失血兼见诸证·咳嗽》）

心烦　若烦而兼躁，手足妄动，此为虚中夹实，内有燥屎，必见二便不调、发热口渴、脉数有力等症。在伤寒为承气证，在失血家须兼顾其虚，宜玉女煎加元明粉。（《血证论》第六卷《失血兼见诸证·心烦》）

不得卧　胃病不得卧者，阴虚则邪并于阳，烦躁不卧。若无燥结，但系烦热者，兼理血分，宜用玉女煎。（《血证论》第六卷《失血兼见诸证·卧寐》）

呃哕　若久病发呃，形虚气弱者，为胃中空虚，客气动膈。所谓客，即痰、火、气也。治火气宜玉女煎加旋覆花、赭石、柿蒂。（《血证论》第六卷《失血兼见诸证·呃哕》）

痰饮 上焦血虚火盛，则炼结津液，凝聚成痰。肺为之枯，咳逆发热，稠黏滞塞，此由血虚不能养心，则心火亢甚，克制肺金，津液不得散布，因凝结而为痰也。玉女煎加茯苓、白前、旋覆花。(《血证论》第六卷《失血兼见诸证·痰饮》)

怔忡 有胃火强梁，上攻于心而跳跃者，其心下如筑墙然，听之有声，以手按其心下，复有气来抵拒，此为心下有动气。治宜大泻心胃之火，火平则气平也，玉女煎加枳壳、厚朴、代赭石、旋覆花以降之，再加郁金、莪术以攻之，使血气火三者皆平，自不强梁矣。(《血证论》第六卷《失血兼见诸证·怔忡》)

咽痛 咽喉作痛，而上气颊赤者，肝经冲脉逆上之火也。宜玉女煎加旋覆花、射干，再用盐炒安桂少许，以引火下行。(《血证论》第六卷《失血兼见诸证·咽喉》)

痿废 总系阴虚热灼，筋骨不用之所致。欲热之退，莫如滋阴；欲阴之生，莫如独取阳明。阳明者，五脏六腑之海，主润宗筋，宗筋主束骨而利机关。阳明虚则宗筋纵，带脉不引，故足痿不用也，玉女煎加犀角亦治之。(《血证论》第六卷《失血兼见诸证·痿废》)

抽搐 手足抽掣，口目斜引者，少阳经病也。血家得此为阳明津液大虚，筋为之缩，法宜大生津液，玉女煎加天花粉、玉竹、葛根、竹茹、人参、麦门冬、白芍、枳壳治之。(《血证论》第六卷《失血兼见诸证·痉掣》)

时复 夏月暑盛，病多发于阳明，以阳明主燥热，暑热相合，故多属阳明。病在阳明者，口渴身热，烦躁便闭，恶闻人声，脉势洪大，以此为辨。若尚未动血，初觉发热口渴者，玉女煎加蝉蜕、秦皮、茵陈、枳壳。已动血者，玉女煎加蒲黄、丹皮、苏木，继服大补阴丸、六味丸以收功。(《血证论》第六卷《失血兼见诸证·时复》)

柴胡梅连散

【组成】 柴胡三钱　人参三钱　黄芩三钱　甘草一钱　黄连一钱

白芍三钱　当归三钱

【方解】柴胡汤、逍遥散各半成方，而重在黄连一味，较二方尤擅清火之功。心者，肝之子，黄连泻心，实则泻其子。

【主治】咳血、耳衄、呃哕。

咳血　有内受温暑湿热者，亦能攻发而为咳血，其症身热口渴，小便不利，胸腹烦满，与外感风寒相似，治宜专清其里，忌发其表。盖此病皆袭人口鼻，侵入脉络，伏留肠胃膜原之间，不似伤寒从肤表入者，故但用清里之药，不可发表，以张病势。里清则表自和，咳血自止。肝经怒火逆上，侮肺作咳，则用柴胡梅连散加青皮、牡蛎、蒲黄、丹皮、生地。（《血证论》第二卷《血上干证治·咳血》）

耳衄　有血从耳出者，则以足少阳胆脉绕耳前后，手太阳三焦之脉入耳，相火旺，挟肝气上逆，及小肠相火内动，因得挟血妄行。治法总宜治三焦、胆、肝与小肠经，自无不愈。治三焦，柴胡梅连散。（《血证论》第二卷《血上干证治·耳衄》）

呃哕　新病形实者，为伏热攻发，火性炎上，气逆而呃。清热导气，柴胡梅连散加枳壳、槟榔。（《血证论》第六卷《失血兼见诸证·呃哕》）

泻肺丸

【组成】栝楼霜三钱　贝母三钱　半夏三钱　郁金二钱　葶苈三钱，炒　杏仁三钱　黄连二钱　黄芩三钱　大黄钱半　甘草一钱

【方解】肺部痰火血气壅滞不降，用此方解泄破下，力量最大。是从人参泻肺汤、葶苈大枣、半夏泻心、小结胸等汤割取而成，又加郁金大破血分。药虽猛峻，然果遇实证，非此不克。

【主治】咳血。

咳血　肺中痰饮实热，气逆而咳血者，扬汤止沸，不如釜底抽薪，泻肺丸主之。夫咳血之证，未有不与痰为缘者。人身之气以运血，人身之血即以载气。血少则气多不能载之，壅于内而为热。热

则水津被灼，煎熬成痰，是以火旺则痰盛。痰盛则滞气之往来，气阻则壅积而益生其热，故痰甚而火益旺。此时补虚则助邪，此时逐邪则重虚，是惟攻补兼用，庶几两得其治。(《血证论》第二卷《血上干证治·咳血》)

太平丸

【组成】天门冬二钱　麦门冬二钱　款冬花二钱　知母二钱　杏仁二钱　熟地黄三钱　生地黄三钱　川黄连一钱　当归三钱　阿胶二钱，蛤粉炒　蒲黄二钱　京墨五分　桔梗二分　薄荷一钱　麝香少许

【用法】炼蜜为丸，弹子大，食后，薄荷汤化下一丸。

【方解】义取润肺清金，豁痰止血。诸药显而易见，惟黄连一味是泻心之药，心者肺之贼，泻心即是清肺，乃隔治之法。麝香一味是透窍之药，肺者气之窍，通窍即所以安肺，是从治法。仲景《金匮》亦有"上焦得通，津液得下"之语。盖上焦通则津液不凝为痰，下降而火亦随降。葛可久制方原未证诸仲景，而其义有可通，故引证之。第此方治肺，取滋利宣通，上焦虚枯滞涩者皆宜。若下焦阴虚则大不宜。盖下焦之病宜敛藏，用宣通法，又其所忌。

【主治】咯血、咳血、零腥、喘息、感冒、时复、抱儿痨。

咯血　痰为肾之所主，血实心之所主也。况水火互根，肾病及心，心病亦及肾。其有心经火旺，血脉不得安静，因而带出血丝，咳逆咽痛者，太平丸治之。心主血脉，部居胸中，与肺为近，肺气咳逆犹易牵动心部之血，故痰咳者往往带出血丝，治血丝以心为主。肺为水之上源，水不清而凝为痰，痰不降而牵动血。治肺之痰又是治咯血捷法，盖痰血之来虽由心肾，而无不关于肺者也。太平丸为治肺通剂。(《血证论》第二卷《血上干证治·咯血》)

咳血　咳血之证未有不与痰为缘者。人身之气以运血，人身之血即以载气。血少则气多不能载之，壅于内而为热。热则水津被灼，煎熬成痰，是以火旺则痰盛。痰盛则滞气之往来，气阻则壅积而益生其热，故痰甚而火益旺。此时补虚则助邪，此时逐邪则重

虚，是惟攻补兼用，庶几两得其治。先用《十药神书》消化丸，临卧用饴糖拌吞以攻其实，即噙化太平丸以补之，攻补兼施，为除暴安良之妙法。(《血证论》第二卷《血上干证治·咳血》)

零腥 零腥者，吐出星点，黄白色，细如米粟，大如豆粒，气极腥臭，杂在漩唾之中而非漩唾，乃吐血之后，血分瘀热所化。或未吐血之前，血分之热化为星点，先吐星点，后乃吐血，总系血分瘀热变化而成。治宜清热化血，降气消痰。以其似痰，必假痰气而生故也。在既吐血后而零腥见者，总以清热化血为主。以其在吐血之后，乃瘀血壅热而出，故宜兼治瘀血，太平丸治之。(《血证论》第二卷《血上干证治·零腥》)

喘息 肺虚作喘者，以肺居上焦，制节五脏，开窍于鼻，以通外气，以敛内气。血虚则火盛津伤，肺叶痿而不下垂，故气不得降，喘息鼻张，甚则鼻敞若无关阑，乃肺痿之重证也。兼治郁火痰滞者，太平丸。(《血证论》第六卷《失血兼见诸证·喘息》)

喘息 又有喘息由于鼻窒不通者，以肺中之火郁闭鼻管，故气并于口而为喘也。太平丸加麝香，即是上通鼻窍之妙药。与伤寒鼻塞有异，毋误治也。(《血证论》第六卷《失血兼见诸证·喘息》)

感冒 失血之人有状似感冒而实非感冒者，由于肺痿气虚，时时洒淅恶寒，鼻塞流清涕，乃金被火克，内壅外闭，卫气不布之故。只宜清养肺金，毋得妄用发散，以张火焰也，太平丸补散兼行以治之。(《血证论》第六卷《失血兼见诸证·感冒》)

时复 若是秋时得病，是病本得于肺，次逢秋月，本脏不润，复发痿燥而咳血者，葛可久太平丸既滋肺阴，兼清风痰，尤治肺良方。风寒客于肺中，久咳不止者，或重用太平丸，重加薄荷，亦和散之法。(《血证论》第六卷《失血兼见诸证·时复》)

抱儿痨 夫抱儿痨之病根虽在胞，而其受病则在于肺。惟其肺金津虚，无以转输于下，是以胞中之水皆得泛上而为病。无论咳热诸证，总宜大滋其肺，使肺津得调，肺气得降，则胞中之水火虽欲上逆而亦不为害，太平丸可常服之。(《血证论》第六卷《失血兼见诸证·抱儿痨》)

升降清化汤（即升降散、清化汤合方）

【组成】 僵蚕三钱　蝉蜕七个　姜黄二钱　大黄一钱　金银花一钱　白芍二钱　泽兰二钱　陈皮一钱　元参三钱　胆草二钱　黄芩二钱　当归三钱　黄连钱半　栀子二钱　生地三钱　柴胡二钱　甘草一钱

【方解】 前四味名升降散。去姜黄、大黄名清化汤。均用白蜜、陈酒冲服。凡瘟疫里热等证，用此汤去伏热，清邪毒，生津养血。

【主治】 吐血、厥冷。

吐血　若因于暑，则发热心烦。暑者，湿、热二气合化之名也，以清热利湿为主，升降清化汤加防己、木通、前仁治之，病轻者去大黄。（《血证论》第二卷《血上干证治·吐血》）

厥冷　失血之人间有发厥者，多是热邪内陷，伏匿在里，外见假寒。身如冷水，目昏神暗，脉伏不见，或冷一阵，反而发热，或厥数日，反发热数日。其厥多热少者，是阳极似阴，热之至也。厥少热深者，是伏热犹得发泄，热尚浅也。此即《伤寒论·厥阴篇》所谓"热深厥亦深，热微厥亦微"是矣。盖厥阴肝经内寄胆火，病则火伏阴中而为厥，火出阳分则反热。发热固是火甚，发厥则火伏于内而更盛矣。先宜治其伏火，使火得发，转厥为热，次乃更清其热，斯可愈耳。若误认为杂病发厥而用热药，是促其命也。伏火之厥，厥后微露热形，口不和，便不溏，小便不清，心中疼热，烦躁不宁，恶明喜暗，渴欲得饮，吐衄随厥而发，皆现真热假寒之象。先以清化汤合升降散攻其伏热，次以五蒸汤清之。（《血证论》第六卷《失血兼见诸证·厥冷》）

升降散

【组成】 僵蚕三钱　蝉蜕七个　姜黄二钱　大黄一钱

【用法】 白蜜、陈酒冲服。

【方解】 凡瘟疫里热等证，用此汤去伏热，清邪毒，生津养血。

【主治】 吐血、厥冷。

吐血 若因瘟疫，外证颇似伤寒，而内有伏热攻发，口舌苔白，恶热羞明，小便短赤，大便浊垢，心中躁烦，脉见滑数，宜升降散加桃仁、丹皮、花粉、生地、前仁、石膏、杏仁、甘草治之。（《血证论》第二卷《血上干证治·吐血》）

厥冷 伏火之厥，厥后微露热形，口不和，便不溏，小便不清，心中疼热，烦躁不宁，恶明喜暗，渴欲得饮，吐衄随厥而发，皆现真热假寒之象。先以清化汤合升降散攻其伏热，次以五蒸汤清之。（《血证论》第六卷《失血兼见诸证·厥冷》）

十灰散

【组成】大蓟 小蓟 茅根 棕皮 侧柏 大黄 丹皮 荷叶茜草 栀子 各等份

【用法】上药烧存性为末，铺地出火气，童便酒水随引。黑为水之色，红见黑即止，水胜火之义也，故烧灰取黑。

【方解】得力全在山栀之清，大黄之降，火清气降，而血自宁。余药皆行血之品，只借以向导耳。

【主治】吐血、鼻衄、耳衄、齿衄、怒复。

吐血 实证，有病之轻者，葛可久十灰散亦可得效，义取红见黑即止之意，其妙全在大黄，降气即以降血。（《血证论》第二卷《血上干证治·吐血》）

鼻衄 衄血病在经脉，兼用外治法亦能取急效。用十灰散塞鼻，并吞咽十灰散，为极稳妥。（《血证论》第二卷《血上干证治·鼻衄》）

耳衄 外治法，用十灰散吹耳中。（《血证论》第二卷《血上干证治·耳衄》）

齿衄 外治法，十灰散糁，取血见黑则止，亦以清降其火，火降则血降也。（《血证论》第二卷《血上干证治·齿衄》）

怒复 怒复者，怒气伤肝，相火暴发，血潮不止者，十灰散用香附子、槟榔、童便、醋调服以止之。（《血证论》第六卷《失血兼见诸证·劳复》）

地榆散

【组成】地榆三钱　当归四钱　白芍三钱　黄芩三钱　黄连钱半
炒栀子二钱　犀角一钱　薤白二钱

【方解】地榆治下血，薤白治后重逼胀，余药乃凉血常品。

【主治】痢疾。

痢疾　仲景云：阳明病，脉数下不止，必协热而便脓血。少阴病，下利便脓血者可刺。厥阴病，脉数而渴者，必圊脓血，以有热故也。地榆散为清热之通剂。（《血证论》第四卷《血下泄证治·便脓》）

痢疾　病在血分者，则利下纯红，口渴便短，里急后重。脉滑大者，地榆散加酒军、枳壳、厚朴、前仁、泽泻。脉细数者不必下之，但用原方。（《血证论》第四卷《血下泄证治·便脓》）

止衄散

【组成】生地五钱　白芍三钱　黄芪三钱，炙　赤苓三钱　当归三钱　阿胶二钱

【方解】生地凉血，当归和血，白芍降血，阿胶秉阿水潜行地中之性，能潜伏血脉，此最易见者也。妙在黄芪运气摄血则血不外泄，赤苓渗水利气则引血下行。但黄芪一味，气虚者得之则鼓动充满，而血得所统矣。设气实者得之，以水济水，以涂附涂①、益气横决，愈逼血妄行矣。此用方者所以贵有加减。

【主治】鼻衄。

鼻衄　风寒鼻衄，久衄血虚，用丹溪止衄散加茅花、黄芩、荆芥、杏仁。鼻塞者俱加麝香、黄连。盖风寒杂证，鼻塞多是外寒闭之，此证鼻塞者尤多，乃是内火壅之，如用羌活，则鼻愈塞矣。故用黄连、麝香以开火之闭，衄血既止，宜多服止衄散原方及六味地

---

①　以涂附涂：涂，泥。在污泥上再涂污泥，以喻以恶附恶。

黄汤以收功。(《血证论》第二卷《血上干证治·鼻衄》)

鼻衄　有肾经虚火浮游上行，干督脉经而衄血者，必见腰痛、项背痛、头昏、足厥冷等症，所以然者，肾经虚火上行故也，宜用止衄散去黄芪，加碎补、牛膝、续断、粉葛、鹿角尖、童便、元参治之。盖督脉丽于太阳，故以治太阳者兼治督脉，亦犹冲脉丽于阳明，而以治阳明者兼治冲脉也。太阳为少血之经，督脉乃命元之主，其血均不可损。(《血证论》第二卷《血上干证治·鼻衄》)

槐角丸

【组成】槐角三钱　地榆二钱　黄连一钱　黄芩三钱　黄柏三钱生地三钱　当归三钱　川芎一钱　防风二钱　荆芥二钱　侧柏二钱　枳壳二钱　乌梅三枚　生姜一钱，汁

【方解】世谓肠风下血，问肠何以有风？则以外风由肺伤入大肠，内风由肝煽动血分。方用清火和血之药，亦系通治血病之泛法。惟防风、生姜以祛外来之风，乌梅、荆芥以治内动之风。为肠风立法，本于仲景白头翁及葛根诸汤之意。

【主治】肠风。

肠风　肠风者，肛门不肿痛而但下血耳。夫肠居下部，风从何而袭之哉？所以有风者，外则太阳风邪传入阳明，协热而下血；内则厥阴肝木虚热生风，风气煽动而血下。风为阳邪，久则变火，治火即是治风。凡治肠风下血，总以清火养血为主，火清血宁而风自息矣。《寿世保元》用槐角丸统治之，而未明言其义。吾谓此方，荆、防治太阳阳明传入之风，乌梅、川芎治肝木内动之风，余药宁血清火，以成厥功，宜其得效。然而外风协热，宜得仲景葛根黄连黄芩汤之意，使内陷之邪上升外达，不致下迫，斯止矣。(《血证论》第四卷《血下泄证治·便血》)

独参汤

【组成】人参二两

【**用法**】浓煎细咽，熟睡。

【**方解**】取养胃之阴，安护其气，气不脱则血不奔矣。世以党参代之，并认为阳药，不知人参柔润甘寒，乃滋养中宫津液之药。人之真气生于肾中，全赖水阴含之，出纳于肺，又赖水津以濡之。故肾中水阴足则气足而呼吸细，肺中之水津足则气足而喘息平。人参滋补中宫之津液，上布于肺，下输于肾，故肺肾之气得所补益。世人不知气为水之所化，而以气属阳，妄指参为阳药。幸陈修园力辨其诬，然修园谓壮火食气，参泻壮火故补气，其说犹有隔膜，尚未识气即是水之理。吾于总论言之甚详。须知气即是水，而人参之真面乃见。

【**主治**】吐血、鼻衄、脑衄、血箭、跌打血、出汗、劳复、抱儿痨。

吐血 吐血之证，属实证者十居六七，然亦有属虚、属寒者，在吐血家十中一二。虚证去血太多，其症喘促昏溃，神气不续，六脉细微虚浮散数，此如刀伤出血，血尽而气亦尽，危脱之证也。独参汤救护其气，使气不脱，则血不奔矣。(《血证论》第二卷《血上干证治·吐血》)

鼻衄 衄血久而不止，去血太多，热随血减，气亦随血亡矣。此如刀伤血出不止，则气亦随亡，而血尽则死也，急用独参汤救之。手足冷，气喘促，再加附子以引气归根。(《血证论》第二卷《血上干证治·鼻衄》))

脑衄 衄甚不止，身热脉浮，喘促足厥者，乃气随血泄，阴脱阳亡，急危之候也。宜独参汤加附子稠煎，服后得睡，汗不出，热稍退，气稍息，则命根乃定。此等虚脱之证，血家最少而最危，勿因其少而误用凉泻。(《血证论》第二卷《血上干证治·脑衄》)

血箭 从毛孔中流出一条血来，有似箭之射出，故名血箭。由心肺火盛，逼血从毛孔中出。血出过多，昏愦不省人事者，与吐衄血脱气散无异，宜独参汤加附片、蒲黄。(《血证论》第三卷《血外渗证治·血箭》)

跌打血 亡血过多，烦躁口渴、发热头晕等症，独参汤。(《血

证论》第三卷《血外渗证治·跌打血》)

出汗　有大汗亡阳者，在杂病亡阳则单属阳虚，失血家大汗亡阳则兼是阴虚阳无所附，非大剂参附汤不能回阳，继用独参汤养之而愈。(《血证论》第六卷《失血兼见诸证·出汗》)

劳复　失血病因劳动而复发者十之五六，亟宜调息瞑目，以收敛浮动之气，使阴生阳秘，而血乃不复动矣。血复止后，多饮独参汤，熟睡以息之。(《血证论》第六卷《失血兼见诸证·劳复》)

抱儿痨　妇人有胎，复得咳嗽发热骨蒸，或吐血，或梦交，名为抱儿痨。汗出不止，独参汤救之，浮热脉大者，加附子以引阳入阴。此虽胎前常病火燥而至是，阳气欲脱，不得仍照火燥治法。(《血证论》第六卷《失血兼见诸证·抱儿痨》)

参苏饮

【组成】人参五钱　苏木四钱

【方解】治吐衄产后，跌打损伤，瘀血干肺，鼻起烟煤，面目茄色。盖谓肺金气足，则制节下行，血不独不能犯肺脏，而亦不能犯肺之气分也。今不独干犯气分，瘀血上行，并直犯肺脏。血者肝木所司，金气将绝，木乃敢侮之，肺气已敝，血乃得乘之。方取苏木秉肝木之气，色赤味咸以破血，是治肝以去肺之贼。而急用人参生津调肺以补气，使肺气一旺则制节自行，而血不得犯之矣。

【主治】鼻衄、脑衄、跌打血、产后血崩、产后喘促、喘息。

鼻衄　凡衄血久而不止，去血太多，热随血减，气亦随血亡矣。如其人鼻口黑黯，面目茄色，乃血乘肺脏之危候，缓则不救，二味参苏饮治之。此等危证，在所不治，用参苏饮，亦理应如是救济耳，其效与否，非敢期必。(《血证论》第二卷《血上干证治·鼻衄》)

脑衄　脑衄者，口鼻俱出血也。乃鼻血多，溢从口出，非别有一道来血也，亦非真从脑髓中来，此不过甚言鼻衄之重，而因名之曰脑衄耳。脑衄治法与鼻衄同，但脑衄出血既多，易成虚证，宜参

苏饮，用人参以补之，用苏木以行之。（《血证论》第二卷《血上干证治·脑衄》）

跌打血 血攻肺者，面黑胸胀，发喘作渴，乃气虚血乘肺也。妇科治产后气虚，瘀血入肺，面如茄色，急用参苏饮救之，《金鉴》载跌打血乘肺者亦用此方。所谓乘肺，非第乘肺之气分而已，乃是血干肺脏之危候。肺为清虚之府，其气能下行以制节诸脏，则气顺而血自宁。其气不顺，则血干气分而为吐衄。今其血直干肺脏，较之干气分者为更危殆，急用人参以补肺，肺得补则节制行而气下降，使血亦随气而下，再用苏木以行血，血气顺行，或可救于万一。夫如此危候，仍不外清金保肺以助其制节，则凡一切血证，其当清金保肺，以助其制节，举可知矣。（《血证论》第三卷《血外渗证治·跌打血》）

产后血崩 败血干肺，口鼻黑色，面如茄色，或发鼻衄，乃气逆血升之危候。或则喘急，或咳逆欲死，总缘肺虚不能制节其下，是以下行之血得以上干，宜参苏饮主之。鼻衄加杏仁，喘咳加五味。吐衄家血干肺脏者，亦与此同。（《血证论》第四卷《血下泄证治·产血》）

产后喘促 产后喘促，最危之候，因荣血暴竭，卫气无依，为血脱气散之证。若因败血乘肺，气喘目黑，鼻起烟煤者，是为肺气将绝之证，参苏饮治之。人参大生水津，水者，气之母也，方主补气，故用人参以滋水，滋水即是补气。血上干者，佐苏木以速之下降。诚产后救危之良方，男子血气脱绝之证亦不能外此义也。（《血证论》第四卷《血下泄证治·产血》）

喘息 瘀血乘肺，咳逆喘促，鼻起烟煤，口目黑色，用参苏饮保肺祛瘀，此皆危急之候。凡吐血即时毙命者，多是瘀血乘肺，壅塞气道，肺虚气促者，此方最稳。（《血证论》第五卷《血中瘀证治·瘀血》）

参附汤

【组成】人参—两　附子八钱

【方解】人之元气生于肾而出于肺，肺阴不能制节，肾阳不能归根，则为喘脱之证。用附子入肾以补阳气之根，用人参入肺以济出气之主，二药相济，大补元气。气为水之阳，水即气之阴，人参是补气之阴，附子是补水之阳。知此则知一切补气之法。

【主治】产后血崩、产后喘促、产后汗出、产后发热、厥冷、出汗、喘息、喘促。

产后血崩　乃荣气空虚，不能摄血归经，如兼汗出气喘者，乃是血脱气散之危证，参附汤加阿胶、熟地、茯苓、甘草以救之。（《血证论》第三卷《血外渗证治·疮血》）

产后喘促　最危之候，因荣血暴竭，卫气无依，为血脱气散之证，宜参附汤饮之。（《血证论》第四卷《血下泄证治·产血》）

产后汗出　若大汗亡阳，其汗如水之流，乃元气脱散，气即水也，气脱故大汗，非大剂参附汤不能回阳。（《血证论》第四卷《血下泄证治·产血》）

产后发热　因阴血暴伤，阳无所附。若阴虚阳无所附，孤阳外越而发热者，急进参附汤救之。（《血证论》第四卷《血下泄证治·产血》）

厥冷　血家发热，固多是真热假寒，然亦有真寒者。去血太多，气随血泄，以致中气去而不旺，元气损而不足，四肢厥冷，不思饮食，大便溏泻。此乃虚则生寒之证，法宜温补，参附汤。（《血证论》第六卷《失血兼见诸证·厥冷》）

出汗　失血家大汗亡阳则兼是阴虚阳无所附，非大剂参附汤不能回阳，继用独参汤养之而愈。（《血证论》第六卷《失血兼见诸证·出汗》）

出汗　有昏沉多睡之证，在杂病为邪入阴分，在失血虚痨，乃血脱之后，元气不支，是以昏睡。如汗出气喘，危急之候也，参附汤救之。（《血证论》第六卷《失血兼见诸证·卧寐》）

喘息　肾虚喘息者，以气之根原于肾，失血家火甚水枯，不能化气，是以气短而喘，咳逆喘息，颧赤咽干。若小水不化，兼腰痛者，乃是肾中之阳不能化气，参附汤加五味、茯苓亦可。（《血证

论》第六卷《失血兼见诸证·喘息》)

喘促　抱儿痨，产前已大虚耗，一旦产后，必见险危之证，较之寻常正产更宜预防。喘促为气脱之候，参附汤加五味、沉香治之。(《血证论》第六卷《失血兼见诸证·抱儿痨》)

甘草干姜汤

【组成】甘草三钱，炙　干姜二钱，炮　五味子一钱

【方解】甘草炙过，纯于补中；干姜变黑，兼能止血。二药辛甘合化，扶阳气以四达，血自运行而不滞矣。惟五味收敛肺气，使不上逆，以止气者止血，凡阳虚脾不摄血者，应手取效。但血系阴汁，亏血即是亏阴，刚燥之剂往往忌用。必审其脉证，果系虚寒者始可投此方。

【主治】吐血。

吐血　吐血之证，亦有属虚属寒者，在吐血家十中一二。寒证者阳不摄阴，阴血因而走溢，其症必见手足清冷，便溏遗尿，脉细微迟涩，面色惨白，唇口淡和，或内寒外热，必实见有虚寒假热之真情。甘草干姜汤主之，以阳和运阴血，虚热退而阴血自守矣。然血系阴汁，刚燥之剂乃其所忌，然亦有阳不摄阴者，亦当用姜附也。上寒下热，芩连姜附同用亦有焉。(《血证论》第二卷血《上干证治·吐血》)

归脾汤

【组成】白术三钱　黄芪三钱　茯神三钱　人参三钱　远志钱半　木香一钱　甘草二钱，炙　枣仁三钱　当归三钱　桂圆五枚，去壳

【方解】心主生血，脾主统血。养荣汤以治心为主，归脾汤以治脾为主，心血生于脾，故养荣汤补脾以益心，脾土生于火，故归脾汤导心火以生脾。总使脾气充足，能摄血而不渗也。

【主治】吐血、唾血、疮血、便血、痢疾、崩漏、产后血崩、癥瘕、经闭、胎漏、心烦、不寐、怔忡、惊悸、健忘、耳鸣、淋浊。

吐血　因于劳倦困苦，饥饱不匀，以及忧思抑郁，心神怔忡，食少气短，吐血烦虚者，宜用归脾汤主之。中土虚寒者加煨姜，虚热者加柴胡、山栀。(《血证论》第二卷《血上干证治·吐血》)

吐血　脾主统血，运行上下，充周四体，且是后天，五脏皆受气于脾，故凡补剂无不以脾为主。思虑伤脾，不能摄血，健忘怔忡，惊悸盗汗，嗜卧少食，大便不调等症，归脾汤统治之。脾虚发热加丹皮、炒栀，兼肺气燥者加麦冬、五味，胀满而水谷不健运者加陈皮、煨姜，或加阿胶以滋血，或加柴胡、贝母以解郁，或加鱼胶以固血，独于熟地不可加入，以碍其统摄运行之用。盖此乃以阳生阴，以气统血之总方，不似四物、六味以阴益阴也。(《血证论》第二卷《血上干证治·吐血》)

唾血　如或七情郁滞，脾经忧虑，伤其血而致唾血者，以脾主思虑，故每因思虑而伤脾阴，睡卧不宁，怔忡劳倦，饮食不健，宜用归脾汤以补心脾，再加阿胶、柴胡、炒栀、棕灰、血余，以解郁火，清血分，此治脾兼治心。心脾为思虑所伤者应手而效。(《血证论》第二卷《血上干证治·唾血》)

唾血　又有脾之阳气不旺，无以统运阴血，心战脉弱，四肢清冷，饮食不健，自汗身热者，用归脾汤补脾之阳以生血。(《血证论》第二卷《血上干证治·唾血》)

唾血　亦有清晨唾血，每早初醒，血液满口，唾出即净，明晨又唾，乃卧后血不归经，溢出口中。虚证则由脾不统血，必有怔忡、虚烦不眠等症，用归脾汤加丹皮、山栀、棕灰、五味治之。(《血证论》第二卷《血上干证治·唾血》)

疮血　疮溃之余，亦有瘀热未清者，亦不得骤用温补。吐血之后亦有元阳大虚者，又不得拘守清凉。故吐血家审其血亡而气亦随亡，与阳气不能摄血者，归脾汤亦所宜用。(《血证论》第三卷《血外渗证治·疮血》)

便血　先便后血为远血，谓其血在胃中，去肛门远，故便后始下，因名远血，即古所谓阴结下血也。此证系中宫不守，血无所摄而下也。此证必脉细无力，唇淡口和，四肢清冷，归脾汤，中土不

能摄血者可用。(《血证论》第四卷《血下泄证治·便血》)

便血 若肝经怒火，肺经忧郁，以致血不藏摄者，归脾汤加炒栀、麦冬、阿胶、五味。 (《血证论》第四卷《血下泄证治·便血》)

痢疾 痢证便脓者，其症里急后重，欲便不便，或白或赤，或赤白相半，或下痢垢浊，皆非脓而似脓者也。审其病后有虚热者，归脾汤加柴胡、山栀、寸冬、花粉，此祖桃花汤用糯米之意。(《血证论》第四卷《血下泄证治·便脓》)

崩漏 治法总以治脾为主，或劳倦伤脾，或思虑饥饱伤脾，脾虚不摄，宜用归脾汤加艾叶、阿胶、灶心土。(《血证论》第四卷《血下泄证治·崩带》)

崩漏 又有治肝以治脾之贼者，肝经怒火妄动，木郁克土，火扰而血不宁。其人善怒头痛，口苦目眩，胁腹胀满，六脉弦数，与脾经虚寒之证显有不同。宜归脾汤加丹皮、栀子、柴胡、白芍、麦冬、五味子，补脾土，清肝火，两面俱到。(《血证论》第四卷《血下泄证治·崩带》)

产后血崩 乃荣气空虚，不能摄血归经，大剂归脾汤主之。(《血证论》第四卷《血下泄证治·产血》)

产后血崩 血崩为血脱之候，归脾汤加血余灰、棕灰、海螵蛸、鱼胶治之。亦有怒动肝火而血崩者，归脾汤加柴胡、栀子治之。(《血证论》第六卷《失血兼见诸证·抱儿痨》)

癥瘕 瘀血在经络、脏腑之间，则结为癥瘕。瘕者，或聚或散，气为血滞则聚而成形，血随气散则没而不见。至其既散之后，则又恐其复聚，宜以调血为和气之法。此时瘕气既散，处于血分之中，但一调血，则气自和而不复聚矣。归脾汤加柴胡、郁金子治之。(《血证论》第五卷《血中瘀证治·瘀血》)

经闭 妇人女子，不得隐曲，心念不遂，脾气抑郁，以致胃病，不思饮食，倦怠少神，怔忡健忘。脾不化汁，心不化赤，是血虚而无经水，血虚则生内热，肌肉干瘦，如风之消物，故又名曰风消。其证难治，宜归脾汤主之。(《血证论》第五卷《血中瘀证治·

经闭》)

胎漏 血统于脾而藏于肝，肝主疏漏，故漏血，治以归脾汤加柴胡、山栀、阿胶，于法尤合。(《血证论》第五卷《血中瘀证治·胎气》)

心烦 若火不甚而血太虚者，心中了戾不得，是为虚烦，归脾汤加朱砂、麦冬、炒栀子治之。(《血证论》第六卷《失血兼见诸证·心烦》)

心烦 又有产后血虚，心烦短气者，虽同是心烦，然产血下行，气多虚脱，其血之虚皆由于气虚，故心烦而必兼短气，宜归脾汤补气生血，而心烦自愈。(《血证论》第六卷《失血兼见诸证·心烦》)

不寐 思虑终夜不寐者，归脾汤加五味治之。(《血证论》第六卷《失血兼见诸证·卧寐》)

怔忡 俗名心跳。心为火脏，无血以养之则火气冲动，是以心跳，归脾汤加麦冬、五味子以补之。(《血证论》第六卷《失血兼见诸证·怔忡》)

惊悸 血不养心则神浮而悸，归脾汤。(《血证论》第六卷《失血兼见诸证·惊悸》)

健忘 健忘者，适然而忘其事，尽心力思量不来。凡所言行，往往不知首尾，病主心脾二经。盖心之官则思，脾之官亦主思。此由思虑过多，心血耗散而神不守舍，脾气衰惫而意不强，二者皆令人猝然忘事也。治法必先养其心血，理其脾气，以凝神定志之剂补之，亦当处以幽闲之地，使绝其思虑，则日渐以安也。归脾汤主之。(《血证论》第六卷《失血兼见诸证·健忘》)

耳鸣 久病之人以及产妇中宫大虚，不能堵塞肝肾之气，以致虚火上冲而发耳鸣者，虽系胆与肾中之火，却要填补脾胃以堵塞之。归脾汤加柴胡、山栀子、鱼鳔、莲子、五味治之。(《血证论》第六卷《失血兼见诸证·耳病》)

淋浊 中气虚弱，小便滴在地上即变色者，归脾汤治之。(《血证论》第六卷《失血兼见诸证·淋浊》)

黄土汤

【**组成**】灶心土三钱 甘草一钱 白术三钱 熟地三钱 黄芩二钱 阿胶二钱 附子钱半,炮

【**方解**】血者,脾之所统也。先便后血乃脾气不摄,故便行气下泄,而血因随之以下。方用灶土、草、术建补脾土,以为摄血之本。气陷则阳陷,故用附子以振其阳。血伤则阴虚火动,故用黄芩以清火,而阿胶、熟地又滋其既虚之血。合计此方,乃滋补气血,而兼用温清之品以和之,为下血崩中之总方。古皆目为圣方,不敢加减。吾谓圣师立法,指示法门,实则变化随宜。故此方热证可去附子,再加清药;寒证可去黄芩,再加温药。

【**主治**】便血、痢疾、泄泻。

便血 先便后血为远血,谓其血在胃中,去肛门远,故便后始下,因名远血,即古所谓阴结下血也,黄土汤主之。黄土名汤,明示此证系中宫不守,血无所摄而下也。佐以附子者,以阳气下陷,非此不能举之。使黄芩者,以血虚则生火,故用黄芩以清之。仲景此方原主温暖中宫,所用黄芩乃以济附子之性,使不燥烈,免伤阴血。普明子①谓此证必脉细无力,唇淡口和,四肢清冷,用理中汤加归芍,或归脾汤、十全大补汤。时医多用补中益气汤以升提之,皆黄土汤之意。凡中土不能摄血者,数方可以随用。(《血证论》第四卷《血下泄证治·便血》)

痢疾 病在血分者,利下血黯黑,脉迟,手足冷者,属虚寒,黄土汤治之。(《血证论》第四卷《血下泄证治·便脓》)

泄泻 失血虚痨,最忌泄泻,以脾胃败坏不能任药,且少纳谷,胃气将绝故也。杂病泄泻,用参术姜芩,应手取效。此则姜术补胃,转伤其阴,下咽之后立见喘热,竟成枯骨矣。然使用滋阴之药,则脾已泄泻,益阴则愈动其泻,势必土崩不救矣。病至此者,吾莫如之何也已,拟用黄土汤作调停之计,效否不敢必也。(《血证

---

① 普明子:即清代医家程国彭。晚年出家修行,法号普明子。

论》第六卷《失血兼见诸证·泄泻》)

麻黄人参芍药汤

【组成】麻黄一钱　桂枝三钱　黄芪三钱　人参三钱　炙草一钱
当归三钱　白芍三钱　麦冬三钱　五味子一钱

【方解】麻黄、桂枝从外发表，黄芪、草、参从内托里，使内犯之邪皆从外出，自不至乘阴而吐衄矣。然既乱之血又不可以不治也，故用当归、白芍以和之，麦冬、五味以清之。又按：麻、桂力能发表，表解而血自止，是善用麻、桂之功，非麻、桂自能止血也。况仲景于吐血、衄血皆忌发汗，用此方者须审其的由外感，非此不解，然后一投即应。设忌发汗而反汗之，又误用麻、桂之过，麻、桂亦不任咎也。

【主治】吐血、咳血、鼻衄。

吐血　因于外感者，先见头痛，恶寒，发热，脉浮而紧者，为寒犯血分，外束闭而内逆壅，是以吐血，麻黄人参芍药汤治之。(《血证论》第二卷《血上干证治·吐血》)

咳血　外感风寒，先见头痛、恶寒、发热等症，仲景云：咳而喘息有音，甚则吐血者，用麻黄汤。李东垣师其意，用麻黄人参芍药汤。可见咳嗽、吐红之症多有因外感者，古法用麻黄，乃劫病之剂，且是气分之药，于血分尚少调治。须知咳固气病，然使不犯血分，又何缘而失血也哉？故必以兼顾血分为宜。(《血证论》第二卷《血上干证治·咳血》)

鼻衄　风寒外来，皮毛洒淅无汗者，麻黄人参芍药汤。(《血证论》第二卷《血上干证治·鼻衄》)

小柴胡汤

【组成】柴胡八钱，川产为真　黄芩三钱　半夏三钱　大枣三枚
人参二钱　甘草一钱　生姜二钱

【方解】此方乃达表和里、升清降浊之活剂。人身之表，腠理

实营卫之枢机；人身之里，三焦实脏腑之总管。惟少阳内主三焦，外主腠理。论少阳之体，则为相火之气根于胆腑。论少阳之用，则为清阳之气寄在胃中。方取参、枣、甘草以培养其胃，而用黄芩、半夏降其浊火，柴胡、生姜升其清阳，是以其气和畅，而腠理三焦罔不调治。

其有太阳之气陷于胸前而不出者亦用此方，以能清里和中，升达其气，则气不结而外解矣。有肺经郁火，大小便不利亦用此者，以其宣通上焦，则津液不结，自能下行。肝经郁火而亦用此，以能引肝气使之上达，则木不郁，且其中兼有清降之品，故余火自除矣。

其治热入血室诸病则尤有深义。人身之血乃中焦受气取汁变化而赤，即随阳明所属冲任两脉以下藏于肝。此方非肝胆脏腑中之药，乃从胃中清达肝胆之气者也。胃为生血之主，治胃中是治血海之上源。血为肝之所司，肝气既得清达，则血分之郁自解。是正治法，即是隔治法，其灵妙有如此者。

小柴胡通达津液，而即能下调水道。上焦得通，津液得下，胃气因和，是通津液即是和胃气。(《血证论》第一卷《阴阳水火气血论》)

【主治】 吐血、瘀血、呕血、咳血、痨虫咳、骨蒸咳、目衄、耳衄、零腥、刀伤出血、跌打血、肠风、痢疾、尿血、产后汗出、血渴、蓄血、血臌、经闭、恶阻、子悬、子痫、咳嗽、呛咳、发热、寒热往来、日晡潮热、寒热、出汗、发渴、喘息、痞满、头晕痛、目运、口苦、苔白、失音、泄泻、伤食、感冒、久咳、似感冒、食复、怒复、时复、抱儿痨。

吐血 若脉浮而数者为伤风，风为阳邪，宜小柴胡汤加荆芥、防风、当归、白芍、丹皮、蒲黄、知母、石膏、杏仁治之。(《血证论》第二卷《血上干证治·吐血》)

吐血 吐血既止，瘀既消，或数日间，或数十日间，其血复潮动而吐者，乃血不安其经常故也。若肾中阴气大虚，而冲阳不能安宅，其人素有水饮，格阳于上，因而动血者，仲景桂苓甘草五味汤合小柴胡汤加龙骨、牡蛎以导冲逆。(《血证论》第二卷《血上干证

治·吐血》）

吐血 脾阴虚，脉数身热，咽痛声哑，若脾阴不足，津液不能融化水谷，滋胆汁，用小柴胡汤去半夏加花粉生津化谷，为补养脾阴要义。（《血证论》第二卷《血上干证治·吐血》）

瘀血 瘀血客于肌腠，阻滞荣卫，发寒发热，似疟非疟，骨蒸盗汗，咳逆交作，用小柴胡汤加当归、桃仁、丹皮、白芍主之。寒甚者再加芥穗、细辛，热甚者再加花粉、粉葛、青蒿、知母，咳有痰火加瓜霜、杏仁、寸冬、五味、云苓、知母，水饮上冲加葶苈子。盖小柴胡原是从中上疏达肝气之药，使肝气不郁，则畅行肌腠而荣卫调和。今加祛瘀之品则偏于祛瘀，凡瘀血阻滞荣卫者用之立验。（《血证论》第二卷《血上干证治·吐血》）

瘀血 瘀血在上焦，或发脱不生，或骨膊、胸膈顽硬刺痛，目不了了，小柴胡汤加归、芍、桃仁、红花、大蓟治之。（《血证论》第五卷《血中瘀证治·瘀血》）

瘀血 瘀血在中焦，腹痛胁痛，腰脐间刺痛着滞，小柴胡汤加香附、姜黄、桃仁、大黄治之。（《血证论》第五卷《血中瘀证治·瘀血》）

瘀血 瘀血在经络、脏腑之间则周身作痛，以其堵塞气之往来，故滞碍而痛，所谓痛则不通也。小柴胡加归、芍、丹皮、桃仁、荆芥，尤通治内外之瘀方，义较稳。（《血证论》第五卷《血中瘀证治·瘀血》）

瘀血 瘀血在腠理则荣卫不和，发热恶寒。腠理在半表半里之间，为气血往来之路，瘀血在此，伤荣气则恶寒，伤卫气则恶热，是以寒热如疟之状。小柴胡汤加桃仁、红花、当归、荆芥治之。（《血证论》第五卷《血中瘀证治·瘀血》）

呕血 先干呕，然后呕血，呕血后仍发干呕者，皆少阳之逆气也，用大柴胡汤加蒲黄、丹皮、桃仁、当归治之。呕血既止，再服小柴胡汤以调和荣卫，转枢表里。上焦得通，津液得下，胃气因和，呕哕自止，血自安静而不上潮矣。（《血证论》第二卷《血上干证治·呕血》）

咳血 外感风寒，先见头痛、恶寒、发热等症，用小柴胡汤加紫苏、荆芥、当归、白芍、丹皮、杏仁，于气分、血分两兼治之，最得和表清里之法。火重秘结者加酒军，恶寒无汗者加麻黄，胸胁腰背刺痛、胀满者为有瘀血，再加桃仁、红花。盖小柴胡为通利三焦、治肺调肝、和荣卫之良方，加减得宜，左宜右有，凡血家兼有表证者，以此方为主，极为妥当。止血者再加蒲黄、藕节，清火者再加枯芩、寸冬，降痰加尖贝、茯苓，降气加杏仁、枳壳，补血加当归、生地。(《血证论》第二卷《血上干证治·咳血》)

咳血 有外感既久，陈寒入肺，久咳喘满，因而失血者，乃咳嗽气逆，牵动诸经之火以克肺金，肺气亦能牵动胸背脉络之血随咳而出。是病虽生于寒而实因寒动火，治法但温其寒，益动其火，宜清火疏寒，面面俱到，斯不差爽。用千金麦门冬汤并小柴胡加苏子、冬花。盖寒中包火者，宜小柴胡加减以清郁火。火中伏寒者，宜千金麦门冬汤以搜陈寒，或用细辛代麻黄，再加黑姜、五味，尤去肺寒要药。但血证多忌刚燥，更合枯芩、寸冬、玉竹、瓜霜以柔之，用去火中伏寒，庶几调剂得法。然而寒在肺中，久亦变从火化。既化为火，便当专治其火。兼温其寒，是犹抱薪救火矣。(《血证论》第二卷《血上干证治·咳血》)

咳血 血证内伤肺胀，咳逆倚息而不得卧，小柴胡加荆芥、紫苏、杏仁、防己、木通、寸冬、兜铃。(《血证论》第二卷《血上干证治·咳血》)

咳血 痰挟瘀血，碍气为病，咳逆倚息而不得卧，小柴胡加当、芍、桃仁、丹皮、云苓。(《血证论》第二卷《血上干证治·咳血》)

痨虫咳 食积之火冲肺作咳，其火多在五更流入肺中而咳。此病不关血分，然虚人往往有之。小柴胡加山楂、神曲、麦芽、莱菔子、炒栀、寸冬。(《血证论》第二卷《血上干证治·咳血》)

骨蒸咳 失血证久咳不止，发热盗汗，世谓之骨蒸劳咳。乃肝之血分夹有瘀滞藏结，则肝气郁而不和。肝寄相火，肝气即相火也。相火内行三焦，外行腠理，血分无瘀滞则腠理无阻，是以相火往来，温养肌肉而不遏抑。故肌肉不寒冷，相火温之也，而亦不发热，相火不遏郁之故也。观妇人经不调，每遇行经必发寒热，为血分瘀滞所致，则失血骨蒸为血分瘀滞，郁遏相火而使然也，小柴胡汤清理之。(《血证论》第二卷《血上干证治·咳血》)

目衄 小眼角乃少阳经脉所络，原无出血之窍，少阳相火随经脉而出，冲动肝经血分则生血筋，窜入瞳珠，及胬肉长出，亦见流血，但不多耳。宜小柴胡加青皮、当归、红花、胆草、丹皮，外用杏仁、白矾、铜绿点之。(《血证论》第二卷《血上干证治·目衄》)

耳衄 有血从耳出者，则以足少阳胆脉绕耳前后，手太阳三焦之脉入耳，相火旺，挟肝气上逆，及小肠相火内动，因得挟血妄行。或因瘟疫躁怒，火气横行，肆走空窍，衄出于耳。总系实邪，不关虚劳。治法总宜治三焦、胆、肝与小肠经，自无不愈，小柴胡汤加五淋散统治之。(《血证论》第二卷《血上干证治·耳衄》)

零腥 零腥者，吐出星点，黄白色，细如米粟，大如豆粒，气极腥臭，杂在漩唾之中而非漩唾，乃吐血之后血分瘀热所化。或未吐血之前血分之热化为星点，先吐星点，后乃吐血，总系血分瘀热变化而成。治宜清热化血，降气消痰。以其似痰，必假痰气而生故也。在未吐血之前而见零腥者，总以降气消痰为主。盖此时血尚未动，但当治其气分，气分清而零腥自除，小柴胡汤治之。(《血证论》第二卷《血上干证治·零腥》)

刀伤出血 刀伤更易外感，病见发热头痛，牙关紧闭，吐痰抽掣，弓角反张，皆是卫气为病。所不同者，多一出血证而已。无汗者为风中挟寒，闭其皮毛，宜用小柴胡汤加荆芥、防风、紫苏。盖小柴胡乃治热入血室之方，凡外邪干血分者，小柴胡汤皆能疏理而和解之，加宣助卫气之药，则偏治卫气而主发汗矣。破伤风治法如是，即失血家虚人感伤，以及产后伤寒治法，皆可参知。(《血证论》第三卷《血外渗证治·创血》)

跌打血 跌打后有作呕者，以损伤之人受惊发怒，肝气无有不动者也。肝木伤肺，是以发呕，小柴胡汤加丹皮、青皮、桃仁治

之。(《血证论》第三卷《血外渗证治·跌打血》)

肠风 若肝经风热内煽而下血者，必见胁腹胀满，口苦多怒，或兼寒热，宜泻青丸治之，逍遥散、小柴胡均可加减出入。(《血证论》第四卷《血下泄证治·便血》)

痢疾 此病发于秋时，秋乃肺金主气，金不清肃，是以水浊气滞而为痢。知此理，则知迫注者肺之肃，不通者金之收也。小柴胡加花粉、杏仁、枳壳、桑皮、茯苓、知母、桔梗以和之。(《血证论》第四卷《血下泄证治·便血》)

痢疾 红利之故，总是血分为病。血生于心火而下藏于肝，肝木内寄相火，血足则能济火，火平则能生血。如火太旺，则逼血妄行，故血痢多痛如刀锥，乃血痛也。肺金当秋，克制肝木，肝不得达，故郁结不解而失其疏泄之令，是以塞而不通，调肝则木火得疏泄而血分自宁。达木火之郁，宜小柴胡去半夏，加当归、白芍。(《血证论》第四卷《血下泄证治·便血》)

痢疾 肝气不得疏泄，亦由木郁为火，结而不畅。和肝调肺，止奔迫，解郁闭，轻剂则用小柴胡加归、芍、杏仁、桔梗、枳壳、槟榔、麦芽、花粉，调和肺肝，则肺气不迫注，肝气得开利矣。(《血证论》第四卷《血下泄证治·便血》)

尿血 膀胱与血室并域而居，热入血室则蓄血，热结膀胱则尿血。尿乃水分之病，而亦干动血分者，以与血室并居，故相连累也。其致病之外因，乃太阳、阳明传经之热结于下焦，其症身有寒热，口渴腹满，小便不利，尿血疼痛，小柴胡汤加桃仁、丹皮、牛膝治之。(《血证论》第四卷血下泄证治·尿血)

产后汗出 产后汗出，身微似汗者吉。盖产后血虚，微汗则气来就血，阳来和阴。汗者，气分之水也，产后血不足而气有余，故微泄其气以与血配，最吉之兆。有但头汗出，至颈而还者，乃血不得其和，气因郁而上蒸，故但头汗，仲景谓之郁冒，用小柴胡汤解之。(《血证论》第四卷《血下泄证治·产血》)

血渴 瘀血在里则口渴。所以然者，血与气本不相离，内有瘀血，故气不得通，不能载水津上升，是以发渴，名曰血渴。瘀血去

则不渴矣，小柴胡汤加桃仁、丹皮、牛膝治之。（《血证论》第五卷《血中瘀证治·瘀血》）

蓄血 蓄血者，或伤寒传经之邪，或温疫时气之邪，传于血室之中，致周身之血皆为邪所招致而蓄聚胞中。小腹胀痛，其人或寒或热，昼日明了，夜则谵语，甚则发狂，呼叫打骂，《内经》所谓"血在上喜忘，血在下如狂"是也。癫犬咬伤，毒聚胞中，故令发狂，皆属蓄血之证。若血犹未结，但是热入血室，夜则谵语，用小柴胡汤加桃仁、丹皮治之。（《血证论》第五卷《血中瘀证治·蓄血》）

血臌 血臌之证，胁满，小腹胀满，身上有血丝缕，烦躁漱水，小便赤，大便黑，腹上青筋是也。面色萎黄，有蟹爪纹路，脉虽虚极而步履如故，多怒善忘，口燥便秘，胁胀腹疼。迨胀之既成，腹大如箕，遂不可救。凡臌胀浮肿，俱要分阴证、阳证。阳证脉数口渴，便短气逆等症，宜小柴胡汤加知母、石膏、防己、丹皮、桃仁、猪苓、茯苓、车前子治之。（《血证论》第五卷《血中瘀证治·血臌》）

经闭 妇人伤寒中风，经水适断，胸胁满，如结胸状，谵语者，此为热入血室也，小柴胡汤主之。（《血证论》第五卷《血中瘀证治·经闭》）

恶阻 胞气上逆，上合阳明燥气而为火，亦致吐逆，呕苦呕酸，哕气拒食，胎塞于下，气逆于上，多生火证。故世谓胎前不宜热药，以此之故。法宜清胃降火，小柴胡汤主之。（《血证论》第五卷《血中瘀证治·胎气》）

子悬 子悬者，胎气上逼，悬塞心胸，亦分水分、血分二者。血分之病，由于血虚，胎中厥阴肝经相火上僭，举胎上逼。宜小柴胡合四物汤，再加云苓、黄连、黄柏。（《血证论》第五卷《血中瘀证治·胎气》）

子痫 子痫者，血分之风也。其症忽然昏冒，卒倒无知，手足抽掣，过时则醒，口噤反张，乃孕妇血虚，风邪入肝之所致。法宜补血祛风，小柴胡可治。（《血证论》第五卷《血中瘀证治·胎

气》)

咳嗽 五脏六腑皆有咳嗽，而无不聚于胃，关于肺。兹有一方，可以统治肺胃者，则莫如小柴胡汤。肺火盛加麦冬，心火盛加黄连、当归，肝火盛加当归、胡黄连。黄昏咳嗽，为火浮于肺，加五倍子、五味子以敛之。五更咳嗽，为食积之火，至寅时流入肺经，加莱菔子。痰凝气滞者，加栝楼霜、旋覆花、杏仁、桔梗、射干、川贝母。水饮上冲者，加葶苈子、桑白皮、细辛、五味子。有寒加干姜、云茯苓。若兼外感，发热恶寒，鼻塞头痛而咳嗽者，宜小柴胡汤加荆芥、紫苏、杏仁、薄荷。盖小柴胡能通水津，散郁火，升清降浊，左宜右有，加减合法，则曲尽其妙。(《血证论》第六卷《失血兼见诸证·咳嗽》)

呛咳 冲气挟肝经相火上乘肺金者，其症目眩口苦，呛咳数十声不止，咳牵小腹作痛，发热颊赤。盖血室为肝之所司，冲脉起于血室，故肝经之火得缘冲气而上，小柴胡汤加五味子、青皮、龙骨、牡蛎、丹皮、地骨皮治之，重者加胡黄连。(《血证论》第六卷《失血兼见诸证·咳嗽》)

发热 失血家阳气郁于血分之中，则身热郁冒，但头汗出。身热者，火闭于内而不得达于外故也。但头汗出者，火性炎上，外有所束，则火不能四达，故愈炎上而头汗也。治法宜解其郁，使遍身微汗，则气达于外而阳不乘阴，热止血亦治矣。此如盛暑遏热，得雨而解，小柴胡汤主之。(《血证论》第六卷《失血兼见诸证·发热》)

寒热往来 瘀血在肌腠则寒热往来，以肌腠为半表半里，内阴外阳，互相胜复也。宜小柴胡汤加当归、白芍、丹皮、桃仁、荆芥、红花治之。(《血证论》第六卷《失血兼见诸证·发热》)

日晡潮热 瘀血在腑则血室主之，症见日晡潮热，昼日明了，暮则谵语。以冲为血海，其脉丽于阳明，故肖阳明燥热之证。小柴胡汤加桃仁、丹皮、白芍治之。(《血证论》第六卷《失血兼见诸证·发热》)

寒热 发热恶寒，多是外感伤其荣卫，伤荣则寒，伤卫则热，平人治法，须用麻、桂发散。失血皆阴血大亏，不可再汗，以耗其气分之水液，只可用小柴胡汤加荆芥、防风、紫苏、杏仁、薄荷、前胡、葛根等以和散之，免犯仲景血家忌汗之戒也。若不关外感，系本身荣卫不和，发为寒热，似疟非疟者，不可作疟治之，只用小柴胡，或逍遥散，和其荣卫而愈。(《血证论》第六卷《失血兼见诸证·寒热》)

出汗　汗者，气分之水也。血虚则气热，故蒸发其水而出为汗。但头汗出，身不得汗者，乃阳气内郁，冒于上而为汗，以小柴胡汤解其郁，则通身得汗而愈。(《血证论》第六卷《失血兼见诸证·出汗》)

发渴　夫水津虽生于肾，而实布于肺。又有肾中之水津本足，而肺金郁滞不能散布，以致水结为痰，咽干口渴，宜小柴胡汤通上焦之滞，使肺气通调则水津四布矣。(《血证论》第六卷《失血兼见诸证·发渴》)

发渴　瘀血发渴者，以津液之生，其根出于肾水。水与血交会转运，皆在胞中。胞中有瘀血，则气为血阻，不得上升，水津因不能随气上布。但祛下焦之瘀，则水津上布而渴自止。小柴胡加丹皮、桃仁治之。(《血证论》第六卷《失血兼见诸证·发渴》)

喘息　郁闭者，气不达于外而壅郁于内也。失血家阳来乘阴，此证为多。伤寒喘息者用麻、桂发之，血家忌汗，又忌升发以动其血，与伤寒开郁闭之法不同，宜小柴胡汤加杏仁，以转枢外达，使腠理通，荣卫和，斯达气于外，不壅于内而为喘矣。(《血证论》第六卷《失血兼见诸证·喘息》)

痞满　审系膀胱水中之阳逆于心下不得外出者，以小柴胡汤转其枢机，而水火皆通达矣。(《血证论》第六卷《失血兼见诸证·痞满》)

头晕痛　伤寒杂病头晕痛者，风寒也。血家晕痛则多是痰火，误用发散药，鲜不增剧。火逆晕痛者，烦渴引饮，见火增剧，掉头更痛，口苦嗌干，尿赤便闭，左手脉数，是火证也，大柴胡汤治之，轻则小柴胡汤加菊花。(《血证论》第六卷《失血兼见诸证·晕

痛》)

目运 目运者，肝之风火也，观羊角风可悟，宜小柴胡汤加当归、白芍、防风、菊花治之。(《血证论》第六卷《失血兼见诸证·眼目》)

口苦 口苦是胆热，小柴胡汤加黄连治之。(《血证论》第六卷《失血兼见诸证·口舌》)

苔白 苔白为湿热，小柴胡汤加花粉、石膏、滑石、木通治之。(《血证论》第六卷《失血兼见诸证·口舌》)

失音 失血家初病失音，多是风火。声音者，肺之所主，肺金清朗则声音显明。失血家肺金阴虚，为火所克，肺窍不通，鼻塞声闭。若系外感闭其气者，宜小柴胡汤加杏仁、桔梗、荆芥、薄荷治之。(《血证论》第六卷《失血兼见诸证·声音》)

泄泻 食积泄者，泻后痛减，臭如抱坏鸡子，噫气作酸，失血虚人停食作泻者尤多。小柴胡汤加山楂、神曲、麦芽、莱菔子治之。(《血证论》第六卷《失血兼见诸证·泄泻》)

伤食 若失血之人内伤饮食，则反多壅实生热之证，往往手足潮热，口干气逆，冲脉作咳。若用温燥之药，不惟饮食不化，且更加壅热矣。用小柴胡汤加枳壳、厚朴、大黄，轻则加莱菔子、麦芽。(《血证论》第六卷《失血兼见诸证·饮食》)

感冒 血家最忌感冒，以阴血受伤，不可发汗故也。然血家又易感冒，以人身卫外之气生于太阳膀胱，而散布于肺，血家肺阴不足，壮火食气，不能散达于外，故卫气虚索，易召外邪，偶有感冒，即为头痛、寒热、身痛等症。若照常人治法而用麻、桂、羌、独，愈伤肺津，肺气益索而不能达，不惟涸血分之阴，愈以助气分之邪矣。治惟和解一法，为能补正祛邪，宜先生其津，使津足而火不食气，则肺气能达于皮毛而卫气充矣。次宜疏理其气，使血分和，则不留邪为患而外邪自解矣。宜小柴胡汤加杏仁、荆芥、防风、紫苏主之。口渴加花粉去半夏，身痛加粉葛根，内动痰火者再加茯苓、旋覆花。(《血证论》第六卷《失血兼见诸证·感冒》)

感冒 外感风寒客于肺中，外证已退，久咳不愈者，失血家往

往有之。小柴胡加苏子、薄荷、细辛。(《血证论》第六卷《失血兼见诸证·感冒》)

久咳 外感风寒客于肺中，外证已退，久咳不愈者，失血家往往有之。寒客肺中，久则变而为热，小柴胡加苏子、薄荷、细辛。(《血证论》第六卷《失血兼见诸证·感冒》)

似感冒 失血之人有状似感冒而实非感冒者，由于肺痿气虚，时时洒淅恶寒，鼻塞流清涕，乃金被火克，内壅外闭，卫气不布之故。只宜清养肺金，毋得妄用发散以张火焰也，小柴胡汤通上焦之津液，以调和荣卫，尤平稳而神奇。(《血证论》第六卷《失血兼见诸证·感冒》)

食复 已动血者，小柴胡汤。(《血证论》第六卷《失血兼见诸证·食复》)

怒复 怒复者，怒气伤肝，相火暴发，而血因奋兴，小柴胡汤加牡蛎、青皮以抑之。(《血证论》第六卷《失血兼见诸证·劳复》)

时复 若是秋时得病，是病本得于肺，次逢秋月，肺气郁而不布，卫阳不外达，津液不下降，皮毛洒淅，寒热作咳者，宜小柴胡加荆芥、防风、桔梗、杏仁、蒲黄、苏木、瓜蒌根、麦冬、桑皮、全皮、枇杷叶治之。(《血证论》第六卷《失血兼见诸证·时复》)

抱儿痨 人身腠理之气乃三焦所司，三焦属相火，内寄于肝胆而下藏于胞室。今胞室既为胎所占，则相火上壅而为呕吐，失血者往往而然。相火之气循经外达，壅于腠理则生寒热，甚则骨蒸。此时不能夺去其胎，只得清泄胞中之气，使相火有所泄，斯不致大壅耳。宜四物汤加黄柏、知母、赤茯苓、泽泻、山萸肉、甘草梢、肉苁蓉，此是治胞室以滋相火之本也，外用小柴胡汤以和其腠理。(《血证论》第六卷《失血兼见诸证·抱儿痨》)

逍遥散加丹栀（名丹栀逍遥散）

【组成】柴胡三钱　当归四钱　白芍三钱　白术三钱　云苓三钱

甘草钱半　薄荷一钱　煨姜三钱　丹皮三钱　栀子二钱

【方解】 此治肝经血虚火旺，郁郁不乐。方用白术、茯苓助土德以升木。当归、白芍益荣血以养肝。薄荷解热，甘草缓中，柴、姜升发，木郁则达之，遂其曲直之性，故名之曰逍遥。如火甚血不和者，加丹皮、山栀清理心包。心包主火与血，为肝之子，为火之母。治心包之血即是治肝之血，泻心包之火即是泻肝之火，以子母同气故也。

【主治】 吐血、呕血、唾血、咳血、目衄、血痣、脏毒、便血、痢疾、带下、崩漏、产后血崩、瘕、血臌、经闭、子痫、便闭、寒热、心烦、痞满、头晕、耳聋、腹痛、遗精、泄泻、食复、劳复、时复。

吐血 因于怒气逆上血沸而吐者，宜丹栀逍遥散加青皮、牡蛎、蒲黄、胆草治之。（《血证论》第二卷《血上干证治·吐血》）

吐血 有因肝经风火，鼓动煽炽而血不能静者，则见口苦咽干，目眩耳鸣，胁痛逆气，躁怒决裂，骨蒸妄梦，以逍遥散平剂和之。审系肝经风气鼓动，而血不宁者，再加桑寄生、僵蚕、玉竹、枣仁、牡蛎、青蒿。此从仲景白头翁汤得来，仲景治产后血痢，取白头翁平木息风。盖肝为藏血之脏，风气散而不藏，则必平之使安，而从血乃得安也。又或肝火偏胜，横决而不可遏，致令血不能藏者，则宜加阿胶、山栀、胆草、胡黄连、前仁、牛膝、青皮、牡蛎。（《血证论》第二卷《血上干证治·吐血》）

呕血 先干呕，然后呕血，呕血后仍发干呕者，皆少阳之逆气也，用大柴胡汤加蒲黄、丹皮、桃仁、当归治之。呕血既止，再服小柴胡汤以调和荣卫，转枢表里。上焦得通，津液得下，胃气因和，呕哕自止，血自安静而不上潮矣。然肝胆相连，胆病未有不及肝者，丹栀逍遥散可并治之。（《血证论》第二卷《血上干证治·呕血》）

呕血 但呕不吐属少阳，呕吐兼有属肝经。肝气善怒，其火最横。知肝气怒逆而为呕逆，尤宜攘除肝火，不可纵敌为患。凡发怒呕血以及肝气横逆，若审其病稍轻者，但须凉肝血，调胃气，则呕

血自止，犀角地黄汤加柴胡、枳壳，服后血止，再服逍遥散加阿胶、牡蛎、香附以收功。（《血证论》第二卷《血上干证治·呕血》）

呕血 呕血止后，如肝胆火旺，血虚烦躁，如咽喉中常若有气哽塞，善哕气打呃者，乃肝与心之气不畅故也。逍遥散尤通治肝经之要药，加减得宜，应手而取效也。（《血证论》第二卷《血上干证治·呕血》）

唾血 凡脾经忧抑，则肝木之气遏于脾土之中不能上达，故清阳不升，郁为内热。不须清热，但解其郁，郁升而火不遏矣，逍遥散主之。（《血证论》第二卷《血上干证治·唾血》）

咳血 若脾经虚火，生痰带血，则宜逍遥散加寸冬、藕节、蒲黄。若肝经虚火，生痰带血，亦宜逍遥散加丹皮、山栀、五味。（《血证论》第二卷《血上干证治·咳血》）

咳血 若肝经虚火郁而生痰，宜用丹栀逍遥散加龙骨、牡蛎、阿胶、贝母。（《血证论》第二卷《血上干证治·咳血》）

咳血 食积之火冲肺作咳，其火多在五更流入肺中而咳。此病不关血分，然虚人往往有之。随用逍遥散加山楂、神曲、麦芽、莱菔子、炒栀、寸冬。黄昏咳嗽，为阳将入阴，浮火不能内敛，入肺而咳，宜用五味子、川文蛤、兜铃等治之。（《血证论》第二卷《血上干证治·咳血》）

目衄 目虽阳明经所属，而实肝所开之窍也。血又肝之所主，故治目衄，肝经又为要务，丹栀逍遥散治之。病发于肝者，多是怒逆之气火，耳鸣口苦，胸胁刺痛，宜从肝治之，可用上方治之。（《血证论》第二卷《血上干证治·目衄》）

血痣 血痣初起，其形如痣，渐大如豆，触破时长流血水。此由肝经怒火、郁血凝聚而成，内服丹栀逍遥散。（《血证论》第三卷《血外渗证治·血痣》）

脏毒 脏毒久不愈者，必治肝胃。肝之血分如无风火，则亦不迫结肛门矣。治肝者宜逍遥散。（《血证论》第四卷《血下泄证治·便血》）

便血 若肝经风热内煽而下血者,必见胁腹胀满,口苦多怒,或兼寒热,逍遥散加减出入。肝主血,血室又居大肠、膀胱之间,故热入血室,有小便下血之症,内有积血,有大便黑色之症。盖肝血上干,从浊道则吐,从清道则衄;肝血下渗,从清道则尿血,从浊道则下血。肝为风木之脏而主藏血,风动血不得藏,而有肠风下血之症。(《血证论》第四卷《血下泄证治·便血》)

便血 若阴虚火旺,壮火食气,肝经怒火,肺经忧郁,以致血不藏摄者,丹栀逍遥散加阿胶、桑寄生、地榆,此即黄土汤主用黄芩之义也。(《血证论》第四卷《血下泄证治·便血》)

痢疾 审其病后有虚热者,逍遥散。(《血证论》第四卷《血下泄证治·便脓》)

痢疾 痢者,肺气传送太力,故暴注大肠。肝气郁而不疏,故肛门闭塞,欲便不便,而为逼胀。肝气不得疏泄,亦由木郁为火,结而不畅。丹栀逍遥散加减治之。(《血证论》第四卷《血下泄证治·便脓》)

带下 脾土郁蒸,湿气腐化,变生五带,赤白污浊,理脾解郁,宜逍遥散加防己、木通主之。热加丹皮、栀子、黄柏,寒加台乌、艾叶、砂仁。(《血证论》第四卷《血下泄证治·崩带》)

崩漏 有治肝以治脾之贼者,肝经怒火妄动,木郁克土,火扰而血不宁。其人善怒头痛,口苦目眩,胁腹胀满,六脉弦数,与脾经虚寒之证显有不同。丹栀逍遥散加牡蛎、阿胶、蒲黄。(《血证论》第四卷《血下泄证治·崩带》)

产后血崩 产后血崩,乃荣气空虚,不能摄血归经。如怒气伤肝,肝气横决,血因不藏者,逍遥散加阿胶、牡蛎、棕灰、炒栀、莲叶、香附。(《血证论》第四卷《血下泄证治·产血》)

癥 瘀血在经络、脏腑之间则结为癥瘕。瘕者,或聚或散,气为血滞则聚而成形,血随气散则没而不见。至其既散之后则又恐其复聚,宜以调血为和气之法。此时瘕气既散,处于血分之中,但一调血,则气自和而不复聚矣。逍遥散加丹皮、香附治之。(《血证论》第五卷《血中瘀证治·瘀血》)

血臌 血臌之证，胁满，小腹胀满，身上有血丝缕，烦躁漱水，小便赤，大便黑，腹上青筋是也。医书俱云是妇人之病，唯喻嘉言谓男子恒有之。面色萎黄，有蟹爪纹路，脉虽虚极而步履如故，多怒善忘，口燥便秘，胁胀腹疼。迨胀之既成，腹大如箕，遂不可救。宜用清和理气之品，攻剂代抵当丸主之，和剂丹栀逍遥散加姜黄、香附治之。（《血证论》第五卷《血中瘀证治·血臌》）

经闭 热证者，胞为血室，血室为肝之所司，肝火横逆，从胞脉上迫于心肺。心肺之气不得下通，则发寒热，头晕耳鸣，烦躁多怒，咳逆气上。治宜平其肝火，使肺气得下降，心血得下注，斯经通矣。丹栀逍遥散加桃仁以和之。（《血证论》第五卷《血中瘀证治·经闭》）

子痫 子痫者，血分之风也。其症忽然昏冒，卒倒无知，手足抽掣，过时则醒，口噤反张，乃孕妇血虚，风邪入肝之所致。法宜补血祛风，逍遥散可借治。（《血证论》第五卷《血中瘀证治·胎气》）

便闭 大便不通者，血不足也。孕妇之血足则无病，血既不足，则供胎尤未能给，更何能分给诸脏，是以必现口渴、咳逆、发热、大便不通等症。治宜滋生其血，血足则大便自通。逍遥散加麻仁、枳壳、厚朴亦治之。（《血证论》第五卷《血中瘀证治·胎气》）

寒热 发热恶寒多是外感伤其荣卫，伤荣则寒，伤卫则热。若不关外感，系本身荣卫不和，发为寒热，似疟非疟者，不可作疟治之，逍遥散和其荣卫而愈。（《血证论》第六卷《失血兼见诸证·寒热》）

心烦 烦者，心不安也。失血家亡血过多，心火失其滋养，故多发烦。若火不甚而血太虚者，心中了戾不得，是为虚烦，逍遥散加龙骨、枣仁治之。（《血证论》第六卷《失血兼见诸证·心烦》）

痞满 痞满者，胸膈间病。积聚者，大腹之病。癥瘕者，下焦之病。统以逍遥散和之。（《血证论》第六卷《失血兼见诸证·痞满》）

头晕 肝虚则头晕,《内经》云:诸风掉眩,皆属于肝。肝血不足则生风,风主动,故掉眩。失血之人血虚生风者多,逍遥散加川芎、青葙子、夏枯草治之。(《血证论》第六卷《失血兼见诸证·晕痛》)

耳聋 若外感暴聋,总不外少阳一经。足少阳胆脉绕耳轮,手少阳三焦脉入于耳,邪气壅塞,听宫为其所掩,宜逍遥散去白术,加黄芩、半夏、生姜、竹黄、羚羊角、玉竹治之。(《血证论》第六卷《失血兼见诸证·耳病》)

腹痛 血家气痛不大甚,但觉胸腹之中不得和畅,有郁滞结聚之形,宜逍遥散加姜黄、香附子、槟榔、天台乌药治之。(《血证论》第六卷《失血兼见诸证·腹痛》)

遗精 胞宫乃肝之所司,精与血皆藏于此。治血者必治胞,治精者亦必治胞,胞为肝所司,故皆以治肝为主。肝寄相火,气主疏泄,火炽气盛,则上吐血而下遗精。丹栀逍遥散加阿胶、龙骨、牡蛎、蒲黄以平之。(《血证论》第六卷《失血兼见诸证·遗精》)

泄泻 食积泄者,泻后痛减,臭如抱坏鸡子,噫气作酸,失血虚人停食作泻者尤多。宜逍遥散加山楂、神曲、麦芽、莱菔子治之。(《血证论》第六卷《失血兼见诸证·泄泻》)

食复 失血家胃气清和,津液自生,火自降,痰自顺,而病亦自愈矣。若伤饮食,则中宫壅滞,气与火不得顺利,上冲于肺则为咳嗽,外蒸肌肉则发热,内郁于心则为烦。由是血不得宁,因之复发,名为食复,逍遥散加枳壳、厚朴、炒栀子、麦芽为主。咳者加紫菀、麦冬、五味子、杏仁,发热者加石膏、知母,心烦者加黄连、当归,腹痛者加酒大黄,已动血者,加桃仁、苏木。(《血证论》第六卷《失血兼见诸证·食复》)

劳复 怒复者,怒气伤肝,相火暴发,而血因奋兴,丹栀逍遥散以和之。(《血证论》第六卷《失血兼见诸证·劳复》)

时复 血家病得于春者,乃肝经血虚火旺,春木之气内通于肝,肝经感木气而风动火发,故值春时旧病复作。尚未发作者,须服五味逍遥散加牡蛎、阿胶、龙骨、香附子、五味子。(《血证论》第六卷《失血兼见诸证·时复》)

猪苓汤

【组成】 猪苓三钱　泽泻三钱　云苓三钱　滑石三钱　阿胶三钱

【方解】 此方专主滋阴利水，凡肾经阴虚水泛为痰者用之立效。取阿胶润燥，滑石清热，合诸药皆滋降之品，以成其祛痰之功。痰之根源于肾，制肺者治其标，治肾者治其本。

【主治】 咯血、咳血、痢疾、咳嗽、梅核气、痰饮、肿胀。

咯血 咯血者，痰带血丝也。昔人谓咯血出于心，谓心主血脉，咯出血丝象血脉之形故也。盖肾气下行则水出膀胱，今肾经之气不化于膀胱，而反载膀胱之水上行为痰。膀胱者，胞之室，膀胱之水随火上沸，引动胞血随之而上，是水病兼病血也。仲景猪苓汤化膀胱之水而兼滋其血，最为合法，再加丹皮、蒲黄以清血分。凡痰之原，血之本，此方兼到。(《血证论》第二卷《血上干证治·咯血》)

咳血 失血之人，浮热昏烦，痰喘咳嗽，多是真阴内虚，阳无所守。究阳之所以不守，实由阴虚使然，非阳虚也。若是肾中阴虚，火上水升，凝滞为痰，则宜猪苓汤主之。(《血证论》第二卷《血上干证治·咳血》)

痢疾 病在水分者，痢下白浊，此如暑雨不时，行潦污涨，是湿甚而伤气也。审其脉数，身热口渴者为热湿，宜清利之，四逆散合猪苓汤去阿胶，再加厚朴、老连、枯芩、黄柏。(《血证论》第四卷《血下泄证治·便脓》)

咳嗽 冲脉每挟肾中之虚火上逆而咳，喘促咽干，两颧发赤，宜猪苓汤加五味子、知母、牛膝、黄柏、熟地、龟甲。(《血证论》第六卷《失血兼见诸证·咳嗽》)

梅核气 咽中乃少阴脉所绕，心经火甚，往往结聚成痰，发为梅核。又冲脉亦挟咽中，若是冲气上逆，壅于咽中而为梅核，必见颊赤、气喘等症。审其挟痰火而上者，猪苓汤加梅粉、瓜蒌霜、旋覆花治之。(《血证论》第六卷《失血兼见诸证·痰饮》)

痰饮 夫痰为津液所凝，而津液之生源于肾。下焦血虚气热，津液不升，火沸为痰，猪苓汤加川贝母、五味子、麦冬、旋覆花、款冬花、海粉、牛膝、白前、龙骨、牡蛎、黄柏、知母等药。(《血证论》第六卷《失血兼见诸证·痰饮》)

肿胀 胞中水结，小腹胀满者，猪苓汤治之。(《血证论》第六卷《失血兼见诸证·肿胀》)

导赤饮

【组成】生地黄四钱　木通二钱　甘草梢三钱　竹叶心三钱

【方解】季楚重曰：泻心汤用黄连，所以治实邪，责木之有余，泻子以清母也。导赤散用地黄，所以治虚邪，责水之不足，壮水以治火也。

【主治】咯血、耳衄、舌衄、尿血、妊娠腹痛、口糜、淋浊。

咯血 痰为肾之所主，血实心之所主也。况水火互根，肾病及心，心病亦及肾。其有心经火旺，血脉不得安静，因而带出血丝，咳逆咽痛者，导赤饮加黄连、丹皮、血余、蒲黄、天冬、寸冬、尖贝、茯苓治之。(《血证论》第二卷《血上干证治·咯血》)

耳衄 其有血从耳出者，则以足少阳胆脉绕耳前后，手太阳三焦之脉入耳，相火旺，挟肝气上逆，及小肠相火内动，因得挟血妄行。治小肠宜导赤饮加黄芩、黄连、薄荷、川芎。(《血证论》第二卷《血上干证治·耳衄》)

舌衄 舌衄皆是心火亢盛，血为热逼而渗出也。治法总宜清泄心火，导赤饮加黄连、大力、连翘、蒲黄、牛膝、元参治之。(《血证论》第二卷《血上干证治·舌衄》)

尿血 乃心经遗热于小肠，肝经遗热于血室。其证淋秘割痛，小便点滴不通者呼赤淋，治宜清热。治心经遗热，虚烦不眠，或昏睡不醒，或舌咽作痛，或怔忡懊侬，宜导赤饮加炒栀、连翘、丹皮、牛膝。(《血证论》第四卷《血下泄证治·尿血》)

妊娠腹痛 孕妇少腹痛，仍分水分、血分两端。在水分者，膀胱之气不能化水，则子脏胀满，水不得泄，必见小便短涩、胀喘诸症。审是热结不行者，导赤散加山栀、防己以清之。(《血证论》第五卷《失血中瘀证治·胎气》)

口糜 口中糜烂是膀胱遗热于小肠，热气不得下泄，故糜及于口，导赤散加天花粉、天门冬、麦门冬、金银花、灯心、车前子、栀子治之。(《血证论》第六卷《失血兼见诸证·口舌》)

淋浊 血家血虚火旺，心遗热于小肠，不能泌别清浊，则小便赤短淋沥，导赤饮加炒栀子、车前子、黄连、白芍、灯心。(《血证论》第六卷《失血兼见诸证·淋浊》)

五淋散

【组成】山栀子三钱 车前子三钱 当归尾三钱 甘草一钱

【方解】心遗热于小肠，结而为淋。以此清心、平肝、利水。

【主治】耳衄、子淋、喘息。

耳衄 其有血从耳出者，则以足少阳胆脉绕耳前后，手太阳三焦之脉入耳，相火旺，挟肝气上逆，及小肠相火内动，因得挟血妄行。或因瘟疫躁怒，火气横行，肆走空窍，衄出于耳。总系实邪，不关虚劳。治法总宜治三焦、胆、肝与小肠经，自无不愈。小柴胡汤加五淋散统治之。(《血证论》第二卷《血上干证治·耳衄》)

子淋 子淋者，小便淋沥，亦分水淋、血淋二者。水淋病在膀胱，胀闭涩滞，宜五淋散加木通、泽泻。(《血证论》第五卷《血中瘀证治·胎气》)

喘息 若小便闭者，下窍塞，故上窍壅也，宜五淋散加防己、枳壳、杏仁、桑白皮、葶苈子。(《血证论》第六卷《失血兼见诸证·喘息》)

止嗽散

【组成】桔梗三钱 荆芥三钱 广紫菀三钱 广百部三钱 白前三

钱　陈皮三钱　甘草一钱

【方解】普明子制此方并论注其妙，而未明指药之治法。余因即其注而增损之曰：肺体属金，畏火者也，遇热则咳，用紫菀、百部以清热。金性刚燥，恶冷者也，遇寒则咳，用白前、陈皮以治寒。且肺为娇脏，外主皮毛，最易受邪，不行表散，则邪气流连而不解，故用荆芥以散表。肺有二窍，一在鼻，一在喉，鼻窍贵开而不贵闭，喉窍贵闭而不贵开。今鼻窍不通，则喉窍启而为咳，故用桔梗以开鼻窍。此方温润和平，不寒不热，肺气安宁。

【主治】咳血。

咳血　咳嗽吐红之证多有因外感者，普明子止嗽散亦可用，但药力薄，不堪治重病，如咳嗽轻、带血少者，又须用此轻剂以调之，斯为中病而不致太过。止血者再加蒲黄、藕节，清火者再加枯芩、寸冬，降痰加尖贝、茯苓，降气加杏仁、枳壳，补血加当归、生地。（《血证论》第二卷《血上干证治·咳血》）

千金麦门冬汤

【组成】麦冬三钱　桔梗二钱　桑皮三钱　半夏二钱　生地三钱紫菀三钱　竹茹三钱　麻黄一钱　五味一钱　生姜三片　甘草一钱

【方解】风寒客于肺中，引痰生火，故用桔梗、桑皮、半夏、生姜以利除痰饮，用生地、紫菀、竹茹、麦冬、五味以清敛火气。然陈寒不除，则痰火旋去而旋生，故以麻黄一味搜剔陈寒。惟甘草则取调诸药而已。凡寒中包火，火中伏寒，皆能治之。

【主治】咳血、喘息、感冒、时复。

咳血　其有外感既久，陈寒入肺，久咳喘满，因而失血者，乃咳嗽气逆，牵动诸经之火以克肺金，肺气亦能牵动胸背脉络之血随咳而出。是病虽生于寒，而实因寒动火，治法但温其寒，益动其火，宜清火疏寒，面面俱到，斯不差爽。用千金麦门冬汤并小柴胡加苏子、冬花。盖寒中包火者，宜小柴胡加减以清郁火。火中伏寒者，宜千金麦门冬汤以搜陈寒，或用细辛代麻黄，再加黑姜、五味，尤去肺寒要药。但血证多忌刚燥，更合枯芩、寸冬、玉竹、瓜霜以柔之，用去火中伏寒，庶几调剂得法。然而寒在肺中，久亦变从火化。既化为火，便当专治其火。兼温其寒，是犹抱薪救火矣。（《血证论》第二卷《血上干证治·咳血》）

喘息 郁闭者，气不达于外而壅郁于内也。失血家阳来乘阴，此证为多。血家忌汗，又忌升发以动其血，与伤寒开郁闭之法不同。如果有外感闭束，不得不疏解者，千金麦门冬汤，借麻黄以解外，而兼用清里之药，不致过汗亡阴，乃为调剂得宜。（《血证论》第六卷《失血兼见诸证·喘息》）

感冒 外感风寒客于肺中，外证已退，久咳不愈者，失血家往往有之。宜千金麦门冬汤，其麻黄捣茸蜜炙，变峻为缓，以搜陈寒。寒客肺中，久则变而为热，故用此方。（《血证论》第六卷《失血兼见诸证·感冒》）

感冒 失血之人有状似感冒而实非感冒者，由于肺痿气虚，时时洒淅恶寒，鼻塞流清涕，乃金被火克，内壅外闭，卫气不布之故。只宜清养肺金，毋得妄用发散，以张火焰也，千金麦门冬汤。（《血证论》第六卷《失血兼见诸证·感冒》）

时复 若是秋时得病，是病本得于肺，次逢秋月，本脏不润，复发痿燥而咳血。风寒客于肺中，久咳不止者，宜千金麦门冬汤。其麻黄捣茸炙过，以搜陈寒。（《血证论》第六卷《失血兼见诸证·时复》）

乌梅丸

【组成】黄柏二钱 黄连八钱 桂枝二钱 附子二钱 细辛二钱 当归二钱 花椒二钱 人参二钱 乌梅十枚 干姜三钱

【用法】共为末，蜜捣千槌为丸，米饮下。

乌梅去核，十枚，黄连三钱，黄柏一钱，人参一钱，桂枝一钱，细辛一钱，附子一钱，当归一钱，花椒一钱，干姜二钱，上为末，用乌梅饭上蒸热，捣和，加蜜为丸，梧子大，每服三十丸，米

饮下。治虚滑久痢不后重者。(《痢证三字诀》)

【方解】温肝敛木，化虫止利，真神方也。

【主治】痢疾。

痢疾 寒热合病，必有寒热兼见之实证，不得笼统言之，而混用寒热杂方也。即如仲景乌梅丸所治之证，消渴，气上冲心，心中疼热，饥不欲食，此热证之实据也。食即吐蛔，下之利不止，此寒证之实据也。惟其有此腑热脏寒之实据，故用乌梅丸，兼寒热治之。(《血证论》第四卷《血下泄证治·便脓》)

痢疾 久痢不止，肺气下泄，则魄随之陷，而魄脱则死。如寒滑者，桃花汤治之。乌梅丸是桃花汤之义。(《血证论》第四卷《血下泄证治·便脓》)

痢疾 乌梅丸治虚滑久痢不后重者。(《痢证三字诀》)

济生乌梅丸

【组成】僵蚕三钱　乌梅五枚

【用法】醋丸。

【主治】便血。

便血 若肝经风热内煽而下血者，必见胁腹胀满，口苦多怒，或兼寒热，济生乌梅丸亦妙。以乌梅敛肝风，以僵蚕息肝风，风平火息而血自宁矣。(《血证论》第四卷《血下泄证治·便血》)

二、 消瘀方

花蕊石散

【组成】花蕊石

【用法】煅为末，每服三钱。男用酒水调，女用醋水服，瘀血化水而下。按：此药独得一气之偏，神于化血。他药行血皆能伤气，此独能使血自化而气不伤，真祛瘀妙品。

【主治】吐血、血箭、血痣、创血、跌打血。

吐血 以祛瘀为治血要法，用花蕊石散，令瘀血化水而下，且不动五脏真气，为祛瘀妙药。如无花蕊石，用三七、郁金、桃仁、牛膝、醋炒大黄，亦有迅扫之功。顾旧血不去则新血断然不生，而新血不生则旧血亦不能自去也，譬诸君子之道不长则小人之道亦不消。须知瘀血之去，乃新血日生，瘀血无处可留，迫之不得不去，故或化而走小便，或传而入大肠。（《血证论》第二卷《血上干证治·吐血》）

血箭 从毛孔中流出一条血来，有似箭之射出，故名血箭。由心肺火盛，逼血从毛孔中出。外治法，花蕊石散糁。（《血证论》第三卷《血外渗证治·血箭》）

血痣 血痣初起，其形如痣，渐大如豆，触破时长流血水。此由肝经怒火、郁血凝聚而成。触破流血者，用花蕊石散糁之。（《血证论》第三卷《血外渗证治·血痣》）

创血 刀伤出血与吐衄不同，刀伤乃平人被伤出血，既无偏阴偏阳之病，故一味止血为要，止得一分血则保得一分命。刀伤二三日后，有瘀血肿痛者宜消瘀血，刀口敷花蕊石散，肿处用乳香、没药、麝香、三七、葱白捣敷，瘀血消散则痛肿自除。（《血证论》第三卷《血外渗证治·创血》）

跌打血 跌打折伤一切虽非失血之正病，而其伤损血脉，与失血之理固有可参，因并论之。凡跌打已见破皮出血者，外用花蕊石散敷之，内服化腐生肌散，血止瘀去而愈。（《血证论》第三卷《血外渗证治·跌打血》）

醋黄散

【组成】 大黄一钱 郁金子一钱 降香一钱 三七一钱 当归三钱 牛膝二钱

【功用】 下瘀止血。

【用法】 均用醋炒为末，酒、童便冲服。

【主治】 吐血。

吐血 醋黄散下血从大便去。（《血证论》第二卷《血上干证治·吐血》）

圣愈汤

【组成】 四物汤加黄芪、人参。

【主治】 吐血、创血、跌打血、产后汗出、经闭、子悬、发渴、口麻。

吐血 不补血而祛瘀，瘀又安能尽去哉？治法宜用圣愈汤以补血，加桃仁、丹皮、红花、枳壳、香附、云苓、甘草，补泻兼行，瘀既去而正不伤。（《血证论》第二卷《血上干证治·吐血》）

创血 刀伤去血过多，伤其阴分，症见心烦，发热，口渴，法宜补气以生血，血足津生则不渴矣，圣愈汤加枣仁、花粉、儿茶、乳香、没药、甘草。此在吐衄，则宜补血而抑气，以内证系血分之气，不可使气乘血也。刀伤乃是气分之血，故宜补气以生血，气达患处乃能生肌，气充肌肤乃能行血，与治内证者不同。皮肤尤卫气所统，破其皮肤，气先漏泄，故以补气为主。若内证吐血属阴分，血伤而气未伤，故以补血为主。（《血证论》第三卷《血外渗证治·创血》）

跌打血 如亡血过多，烦躁口渴、发热头晕等症，宜大补其血，圣愈汤加枣仁、麦冬、柴胡、花粉、丹皮、朱砂。（《血证论》第三卷《血外渗证治·跌打血》）

产后汗出 若阴虚于内，阳浮于外，溅溅汗出，是为自汗，与微汗有别，法宜补阴而引阳，圣愈汤加附子、五味、寸冬、龙骨治之。（《血证论》第四卷《血下泄证治·产血》）

经闭 因生产过多，伤血血枯，圣愈汤主之。（《血证论》第五卷《血中瘀证治·经闭》）

子悬 有孕七八月，产母血虚，胎无所养，上行求食者，但用下降之药不能治也。宜大补其血，圣愈汤加白术、云苓、甘草治之。（《血证论》第五卷《血中瘀证治·胎气》）

发渴 血虚发渴者，血为阴，气为阳，血少则气多，阳亢无阴汁以濡之，故欲饮水也。法宜补血，血足则气不热矣，圣愈汤加天

冬、花粉治之。(《血证论》第六卷《失血兼见诸证·发渴》)

口麻　口麻是血虚，圣愈汤加薄荷治之。(《血证论》第六卷《失血兼见诸证·口舌》)

柏叶汤

【组成】侧柏叶三钱　炮姜钱半　艾叶三钱　马通二两

【方解】热气藏伏于阴分，逼血妄行不止，用姜艾宣发其热，使行阳分，则阴分之血无所逼而守其经矣。柏叶属金，抑之使降。马为火畜，同气相求，导之使下，则余烬之瘀一概蠲去。此为热伏阴分从治之法。乃久吐不止，一切寒温补泻药几用尽，因变一法以从治之。凡遇热证，用之须慎，若系寒凝血滞者则无不宜。马通汁，即马粪泡水。无马通，以童便代之。

【主治】吐血。

吐血　亦有宜用温药者，《内经》曰：血者喜阴而恶寒，寒则涩而不流，温则消而去之。且有热伏阴分，凉药不效，而宜用从治之法以引阳出阴者，方用仲景柏叶汤，为寒凝而血滞之正治，亦瘀血伏于阴分之从治法也。然三药纯温，设遇火烈之证非其所宜，或略加柔药调之，则合四物汤用，又有合泻心汤用者，则直以此反佐之也。(《血证论》第二卷《血上干证治·吐血》)

血府逐瘀汤

【组成】当归三钱　生地三钱　桃仁三钱　红花一钱　枳壳一钱
赤芍三钱　柴胡二钱　桔梗二钱　川芎一钱　牛膝二钱　甘草一钱

【方解】王清任著《医林改错》论多粗舛，惟治瘀血最长，所立三方，乃治瘀活套方也。一书中惟此汤歌诀"血化下行不作痨"句颇有见识。凡痨所由成多是瘀血为害，吾于血证诸门言之綦详，并采此语以为印证。

【主治】吐血、带漏、散经闭经、瘀血、咳嗽、寒热、发渴、呃逆、健忘、时复。

吐血 被庸医治坏而血不止者，延日已久，证多杂见，但用以上诸方未能尽止血之法，审系瘀血不行而血不止者，血府逐瘀汤主之。火重者加黄芩、黄连，痰多者加云苓、瓜霜，咳逆加杏仁、五味、寸冬，盗汗身热加青蒿、冬桑叶、黄柏、牡蛎，喘者加杏仁、苏子，身痛、胸腹满、大便闭为瘀结，加大黄。（《血证论》第二卷《血上干证治·吐血》）

带漏 散经闭经 血滞者，瘀血阻滞，因见身痛腹胀，寒热带漏，散经闭经诸证，总是瘀血阻滞其气。若无瘀血，则经自流通，安行无恙，何缘而错杂变乱哉？凡此之类，故总以祛瘀为要。（《血证论》第四卷《血下泄证治·经血》）

瘀血 审系血瘀上焦，则见胸背肩膊疼痛、麻木、逆满等症，宜用血府逐瘀汤或人参泻肺汤加三七、郁金、荆芥，使上焦之瘀一并廓清。（《血证论》第二卷《血上干证治·吐血》）

瘀血 瘀血在中焦，则腹痛胁痛，腰脐间刺痛着滞，血府逐瘀汤治之。（《血证论》第五卷《血中瘀证治·瘀血》）

瘀血 瘀血在肌肉，则翕翕发热，自汗盗汗，口渴心烦，肢体刺痛。肌肉为阳明所主，以阳明之燥气，而瘀血相蒸郁，故其证象白虎。血府逐瘀汤加醋炒大黄治之。（《血证论》第五卷《血中瘀证治·瘀血》；第六卷《失血兼见诸证·发热》）

咳嗽 瘀血作咳，其症咳逆倚息而不能卧，与水饮冲肺之证相似。盖人身气道不可有塞滞，内有瘀血则阻碍气道，不得升降，是以壅而为咳。气壅则水壅，气即是水故也。水壅即为痰饮，痰饮为瘀血所阻，则益冲犯肺经，坐立则肺覆，瘀血亦下坠，其气道尚无大碍，故咳亦不甚。卧则瘀血翻转，更为阻塞，肺叶又张，愈难敛戢，是以倚息不得卧也。痰水之壅由瘀血使然，但祛瘀血则痰水自消，轻则用血府逐瘀汤加葶苈、苏子。（《血证论》第六卷《失血兼见诸证·咳嗽》）

咳嗽 咳嗽侧卧一边，翻身则咳益甚者，诸书皆言侧卧一边乃失血咳嗽不治之证，而不知仍是瘀血为病。盖瘀血偏著一边，以一边气道通，一边气道塞，气道通之半边可以侧卧，气道塞之半边侧卧则更闭塞，是以翻身则愈加咳逆也，宜血府逐瘀汤加杏仁、五味子主之。侧卧左边者，以左边有瘀血，故不得右卧也。右卧则瘀血翻动，愈加壅塞，宜加青皮、鳖甲、莪术以祛左边之瘀血。侧卧右边者，以右边有瘀血，故不得左卧也，宜加郁金、桑皮、姜黄以祛右边之瘀血。（《血证论》第六卷《失血兼见诸证·咳嗽》）

寒热　发热恶寒，多是外感伤其荣卫，伤荣则寒，伤卫则热，有瘀血作寒热者，其身必有刺痛之处，血府逐瘀汤治之。此与杂病寒热有异，医者须知。（《血证论》第六卷《失血兼见诸证·寒热》）

发渴　瘀血发渴者，以津液之生，其根出于肾水。水与血交会转运，皆在胞中。胞中有瘀血，则气为血阻，不得上升，水津因不能随气上布。但祛下焦之瘀，则水津上布而渴自止，血府逐瘀汤治之。（《血证论》第六卷《失血兼见诸证·发渴》）

呃逆　久病闻呃为胃绝，须审脉证断之，不得但据呃逆，遂断其死也。失血家气不顺利，多有呃逆。有瘀血阻滞而发呃者，必见刺痛逆满之症，血府逐瘀汤治之。（《血证论》第六卷《失血兼见诸证·呃哕》）

健忘　凡失血家猝得健忘者每有瘀血，血府逐瘀汤加郁金、菖蒲。（《血证论》第六卷《失血兼见诸证·健忘》）

时复　凡物有根者，逢时必发。失血何根？瘀血即其根也。故凡复发者其中多伏瘀血，以及遇节气，遇阴雨而即蒸热发动者，均是瘀血为病，宜血府逐瘀汤加干漆、桃奴治之。（《血证论》第六卷《失血兼见诸证·时复》）

膈下逐瘀汤

【组成】五灵脂三钱　当归三钱　川芎一钱　桃仁三钱　赤芍二钱　乌药二钱　牡丹皮三钱　玄胡二钱　甘草一钱　香附三钱　红花一钱　枳壳一钱

【方解】王清任立，即当芎失笑散意，治中下焦瘀血可用。王清任极言瘀血之证最详，而所用药则仍浅近，然亦有可用云。

【主治】经闭、瘀血、蓄血、癥。

经闭 血滞者，瘀血阻滞，因见身痛腹胀、寒热带漏、散经闭经诸证，总是瘀血阻滞其气。若无瘀血则经自流通，安行无恙，何缘而错杂变乱哉？凡此之类，故总以祛瘀为要，膈下逐瘀汤。（《血证论》第四卷《血下泄证治·经血》）

经闭 小腹结痛，大便黑色，小便不利，明知血欲行而不肯利下，可用膈下逐瘀汤。（《血证论》第五卷《血中瘀证治·经闭》）

瘀血 瘀血在下焦，则季胁少腹胀满刺痛，大便黑色。膈下逐瘀汤亦稳。（《血证论》第五卷《血中瘀证治·瘀血》）

蓄血 蓄血者，或伤寒传经之邪，或温疫时气之邪传于血室之中，致周身之血皆为邪所招致而蓄聚胞中。小腹胀痛，其人或寒或热，昼日明了，夜则谵语，甚则发狂，呼叫打骂，《内经》所谓血在上喜忘，血在下如狂是也。癫犬咬伤，毒聚胞中，故令发狂，皆属蓄血之证，仲景抵当汤治之，桃仁承气汤亦治之。若胆识不及，可用膈下逐瘀汤加大黄。（《血证论》第五卷《血中瘀证治·蓄血》）

癥 癥瘕见于脐下，或见或没为瘕，常见不没为癥。癥宜膈下逐瘀汤。（《血证论》第五卷《血中瘀证治·瘀血》）

通窍活血汤

【组成】赤芍三钱 川芎一钱 桃仁三钱 红花一钱 老葱三钱 生姜三片 大枣三枚 麝香少许 黄酒一杯

【方解】大枣、姜、葱散达升腾，使行血之品达于颠顶，彻于皮肤。而麝香一味尤无所不到，以治颠顶、胸背、皮肤孔窍中瘀血，诚有可取。王清任《医林改错》论多粗舛，而观其一生所长，只善医瘀血。此汤亦从小调经套来，故可采。

【主治】肺胀、肺痈、瘀血。

肺胀 热邪激动水气，水上冲肺，咳逆不得卧，或其人面目浮肿者，仲景谓之风水。血证内伤肺胀多系痰挟瘀血，碍气为病。失血之家所以有痰，皆血分之火所结而成，然使无瘀血，则痰气有消容之地，尚不致喘息咳逆而不得卧也。可用通窍活血汤加云苓、桔梗、杏仁、桑皮、全皮①、尖贝，小柴胡加当、芍、桃仁、丹皮、云苓尤妥。此血家咳嗽属实证者。（《血证论》第二卷《血上干证治·咳血》）

肺痈 其未成脓者，用通窍活血汤加麻黄、杏仁、石膏、甘草，从表以泻之。（《血证论》第二卷《血上干证治·吐脓》）

瘀血 瘀血在上焦，或发脱不生，或骨膊、胸膈顽硬刺痛，目不了了。通窍活血汤治之。（《血证论》第五卷《血中瘀证治·瘀血》）

抵当汤

【组成】大黄二钱　桃仁三钱　虻虫三钱　水蛭三根

【主治】吐血、癥、蓄血、经闭、积聚。

吐血 仲景逐瘀大剂，则有抵当汤、桃仁承气汤数方，若血室热，则仍是桃仁承气之证。皆苦寒大破下，为治瘀能事。（《血证论》第二卷《血上干证治·吐血》）

癥 癥者，常聚不散，血多气少，气不胜血故不散。或纯是血质，或血中裹水，或血积既久亦能化为痰水，水即气也。癥之为病，总是气与血轇轕②胶结而成，须破血行气，以推除之。元恶大憝③，万无姑容。即虚人久积，不便攻治者，亦宜攻补兼施，以求克敌。攻血质宜抵当汤。（《血证论》第五卷《血中瘀证治·瘀血》）

癥 癥瘕见于脐下，或见或没为瘕，常见不没为癥。癥宜抵当

---

① 全皮：地骨皮。
② 轇轕（jiāo gé，音交格）：交错。
③ 憝（duì，音对）：坏、恶。

丸，瘕宜橘核丸。(《血证论》第六卷《失血兼见诸证·痞满》)

蓄血 蓄血者，或伤寒传经之邪，或温疫时气之邪传于血室之中，致周身之血皆为邪所招致而蓄聚胞中。小腹胀痛，其人或寒或热，昼日明了，夜则谵语，甚则发狂，呼叫打骂，《内经》所谓血在上喜忘，血在下如狂是也。癫犬咬伤，毒聚胞中，故令发狂，皆属蓄血之证，仲景抵当汤治之。(《血证论》第五卷《血中瘀证治·蓄血》)

经闭 实证经闭者，妇人少腹如敦状，小便微难而不渴，此为水与血结在血室也。或小腹结痛，大便黑色，小便不利，明知血欲行而不肯利下，宜抵当汤主之。(《血证论》第五卷《血中瘀证治·经闭》)

积聚 积聚之证，或横亘心下，或盘踞腹中。凡在脐下多是血积，抵当丸治之。(《血证论》第六卷《失血兼见诸证·痞满》)

代抵当汤

【**组成**】大黄一钱，酒炒 莪术一钱 山甲珠三片 红花一钱 桃仁三钱 丹皮三钱 当归三钱 牛膝二钱 夜明砂三钱

【**方解**】山甲攻血。夜明砂是蚊被蝙蝠食后所化之粪，蚊食人血，蝙蝠食蚊，故粪能去血，啮死血。余药破下，务使瘀血不留。

【**主治**】癥瘕、血臌、咳嗽。

癥瘕 虚人久积，不便攻治者，亦宜攻补兼施，以求克敌。攻血质宜代抵当丸。(《血证论》第五卷《血中瘀证治·瘀血》)

血臌 血臌之证，胁满，小腹胀满，身上有血丝缕，烦躁漱水，小便赤，大便黑，腹上青筋是也。医书俱云是妇人之病，唯喻嘉言谓男子恒有之。面色萎黄，有蟹爪纹路，脉虽虚极而步履如故，多怒善忘，口燥便秘，胁胀腹疼。迨胀之既成，腹大如箕，遂不可救。宜用清和理气之品，攻剂代抵当丸主之。(《血证论》第五卷《血中瘀证治·血臌》)

咳嗽 有瘀血作咳，其症咳逆倚息而不能卧，与水饮冲肺之证

相似。盖人身气道不可有塞滞，内有瘀血则阻碍气道，不得升降，是以壅而为咳。气壅则水壅，气即是水故也。水壅即为痰饮，痰饮为瘀血所阻，则益冲犯肺经，坐立则肺覆，瘀血亦下坠，其气道尚无大碍，故咳亦不甚。卧则瘀血翻转，更为阻塞，肺叶又张，愈难敛戢，是以倚息不得卧也。痰水之壅由瘀血使然，但祛瘀血则痰水自消，宜代抵当丸加云茯苓、法半夏。(《血证论》第六卷《失血兼见诸证·咳嗽》)

桃仁承气汤

【组成】 桃仁五钱 大黄二钱 芒硝三钱 桂枝二钱

【方解】 桂枝禀肝经木火之气，肝气亢者见之即炽，肝气结者遇之即行，故血证有宜有忌。此方取其辛散，合硝、黄、桃仁直入下焦，破利结血。瘀血去路不外二便，硝黄引从大便出，而桂枝兼化小水，此又是一层意义。

【主治】 吐血、尿血、蓄血、发热、发渴、恍惚、便闭。

吐血 若血室热，则是桃仁承气之证。苦寒大破下，为治瘀能事。(《血证论》第二卷《血上干证治·吐血》)

尿血 太阳、阳明传经之热结于下焦，热结膀胱则尿血。其症身有寒热，口渴腹满，小便不利，尿血疼痛，宜仲景桃仁承气汤治之。(《血证论》第四卷《血下泄证治·尿血》)

蓄血 或伤寒传经之邪，或温疫时气之邪传于血室之中，致周身之血皆为邪所招致而蓄聚胞中。小腹胀痛，其人或寒或热，昼日明了，夜则谵语，甚则发狂，呼叫打骂，《内经》所谓血在上喜忘，血在下如狂是也。癫犬咬伤，毒聚胞中，故令发狂，皆属蓄血之证，仲景桃仁承气汤治之。(《血证论》第五卷《血中瘀证治·蓄血》)

发热 瘀血在腑则血室主之，症见日晡潮热，昼日明了，暮则谵语。以冲为血海，其脉丽于阳明，故肖阳明燥热之证，桃仁承气汤治之。(《血证论》第六卷《失血兼见诸证·发热》)

发渴 瘀血发渴者，以津液之生，其根出于肾水，水与血交会转运，皆在胞中。胞中有瘀血，则气为血阻，不得上升，水津因不能随气上布。但祛下焦之瘀，则水津上布而渴自止。挟热蓄血者，桃仁承气汤治之。(《血证论》第六卷《失血兼见诸证·发渴》)

恍惚 失血家瘀血在内，谵语见鬼，以其为实邪，故能扰目之明也，桃仁承气汤治之。(《血证论》第六卷《失血兼见诸证·恍惚》)

便闭 有瘀血闭结之证，或失血之后血积未去，或跌打损伤，内有瘀血，停积不行，大便闭结，或时通利仍不多下，所下之粪又带黑色，腹中时时刺痛，口渴发热，脉带涩象，宜用桃仁承气汤治之。(《血证论》第六卷《失血兼见诸证·便闭》)

生化汤

【组成】 当归三钱　川芎二钱　黑姜一钱　桃仁三钱　甘草一钱
益母草三钱

【方解】 血瘀能化之，则所以生之也，产后多用。

【主治】 瘀血、产血、产后发热、经闭。

瘀血 下焦瘀血，有当用温药下之者，生化汤主之。下焦原系阴分，上焦之瘀多属阳热，每以温药为忌，下焦之瘀多属阴凝，故产妇喜温而忌寒，以其血在下焦也。知此，则知以温药治下焦瘀血尤为合宜。(《血证论》第五卷《血中瘀证治·瘀血》)

产血 既产之后，身痛腰痛。恶血不尽，阻滞其气，故作痛也。盖离经之血必须下行不留，斯气无阻滞，自不作痛，又能生长新血。若瘀血不去则新血不生，且多痛楚，生化汤治之。夫产后百脉空虚，亟宜补血，而犹力主祛瘀者，瘀血不去，则新血断无生理。虽产后大虚，仍以祛瘀为急，祛瘀正为生新计也。(《血证论》第四卷《血下泄证治·产血》)

产血 败血干脾，则呕逆腹胀，不能饮食，生化汤加半夏、茯苓、枳壳、厚朴。(《血证论》第四卷《血下泄证治·产血》)

产后发热 若因瘀血壅滞而发热者，必见身腹等处刺痛之症，生化汤治之。(《血证论》第四卷《血下泄证治·产血》)

经闭 寒闭者，积冷结气，经水断绝，至有历年。胞门为寒所伤，经络凝坚，阴中掣痛，少腹恶寒，上引腰脊，绕脐寒疝。或瘀血不行，留为石瘕，皆霜凝冰结之象也，生化汤下之尤稳。(《血证论》第五卷《血中瘀证治·经闭》)

牛膝散

【组成】 牛膝三钱　川芎钱半　蒲黄三钱　丹皮三钱　桂心三钱
当归四钱

【方解】 当归、川芎、蒲黄、丹皮，四药和血，桂枝辛温以行之，牛膝下走以引之。用治下焦瘀血，温通经脉，无不应验。方义小浅而易见。

【主治】 瘀血、产血。

瘀血 下焦瘀血，有当用温药下之者，牛膝散主之。上焦之瘀多属阳热，每以温药为忌，下焦之瘀多属阴凝，故产妇喜温而忌寒，以其血在下焦也。知此，则知以温药治下焦瘀血，尤为合宜。(《血证论》第五卷《血中瘀证治·瘀血》)

产血 败血干心，心气闭塞，舌强不语，神昏谵语，如见鬼状，牛膝散加枣仁、琥珀、熟地、人参。(《血证论》第四卷《血下泄证治·产血》)

小调经汤

【组成】 当归三钱　赤芍三钱　没药二钱　琥珀二钱　桂枝二钱
细辛五分　麝香少许

【方解】 当归补血，赤芍行血。树脂似人之血，没药为树脂所结，故能治结血，琥珀乃树脂所化，故能化死血。四药专治瘀血，亦云备矣。而又恐不能内行外达也，故领以辛、桂、麝香，使药性无所不到，而内外上下自无伏留之瘀血。所以不循经常者，多是瘀血阻滞，祛瘀即是调经。

【主治】 吐血、跌打血、带漏。

吐血 瘀血流注，四肢疼痛肿胀者，宜化祛瘀血，消利肿胀，小调经汤加知母、云苓、桑皮、牛膝治之。(《血证论》第二卷《血上干证治·吐血》)

跌打血 跌打损伤既愈之后，有遇节候，或逢阴雨，或逢湿热，伤处每作疼痛，甚则作寒作热。此乃瘀血着而未去，留伏经络之间，不遇天气节候，其身中运行之气习惯而不相惊，一遇天气节候蒸动，则不能安然内伏，故作痛也，小调经汤。(《血证论》第三卷《血外渗证治·跌打血》)

带漏 带漏虽是水病，而亦有夹瘀血者，以血阻气滞，因生带浊，小调经汤随寒热加减治之。(《血证论》第四卷《血下泄证治·崩带》)

小温经汤

【组成】 当归三钱　白芍二钱　阿胶三钱　川芎一钱　人参三钱　丹皮三钱　麦冬三钱　半夏二钱　吴萸一钱　生姜一钱　桂枝二钱　甘草一钱

【方解】 此为调经第一方。行血消瘀，散寒降痰，温利而不燥烈，为祛瘀之妙药。

【主治】 跌打血。

跌打血 跌打损伤既愈之后，有遇节候，或逢阴雨，或逢湿热，伤处每作疼痛，甚则作寒作热。此乃瘀血着而未去，留伏经络之间，不遇天气节候，其身中运行之气习惯而不相惊，一遇天气节候蒸动，则不能安然内伏，故作痛也。宜小温经汤。(《血证论》第三卷《血外渗证治·跌打血》)

当归导滞汤

【组成】 大黄一钱　当归三钱　麝香少许　丹皮三钱　桃仁三钱

红花一钱　白芍三钱　乳香三钱　没药三钱　生地三钱　桂枝三钱　柴胡二钱　黄芩三钱　枳壳一钱　甘草一钱

【方解】跌打损伤，内外瘀血，以此汤行之。此通窍活血、桃仁承气、小柴胡、小调经诸汤之义，参看自明，不须赘说。

【主治】跌打血。

跌打血　若是已伤之血，流注结滞，着而不去者，须逐去之，否则或发为吐血，或酿作痈脓，反为难治，宜当归导赤汤下之。（《血证论》第三卷《血外渗证治·跌打血》）

玉烛散

【组成】生地五钱　当归三钱　川芎二钱　白芍三钱　朴硝二钱
大黄一钱　生姜三片

【方解】治跌打瘀血，发渴，身痛，便闭。取四物以补调其血，而朴硝、大黄逐瘀去闭。妙在生姜一味，宣散其气，使硝黄之性不徒直下而亦能横达，俾在外、在内之瘀一并廓清。

【主治】舌衄、发渴、经闭、出汗、心烦、不得卧。

舌衄　舌虽心之苗，然口乃胃之门户，舌在口中，胃火熏之，亦能出血。大便秘者，玉烛散加银花治之。（《血证论》第二卷《血上干证治·舌衄》）

发渴　内有瘀血则发渴，血虚亦发渴。有瘀血者，身痛便结，玉烛散治之。（《血证论》第六卷《失血兼见诸证·发渴》）

经闭　若胞中火逆，随冲任两脉上冲，头晕颊赤，咽喉不利，发热口渴，咳逆喘息。此乃胞气上逆，合于阳明之气而为燥动之证。法宜从阳明以折冲逆，使火下降，斯经通矣，玉烛散治之。（《血证论》第五卷《血中瘀证治·经闭》）

出汗　手足濈濈汗出者，以胃中或有瘀血食积，四肢为中州之应，火热中结，故应手足汗出也。宜玉烛散加枳壳、厚朴以攻之，结去而汗自止矣。（《血证论》第六卷《失血兼见诸证·出汗》）

心烦　若烦而兼躁，手足妄动，此为虚中夹实，内有燥屎，必见二便不调、发热口渴、脉数有力等症。在伤寒为承气证，在失血家须兼顾其虚，宜玉烛散。(《血证论》第六卷《失血兼见诸证·卧寐》)

不得卧 胃病不得卧者，阴虚则邪并于阳，烦躁不卧。兼理血分，则宜用玉烛散。(《血证论》第六卷《失血兼见诸证·卧寐》)

大黄䗪虫丸

【组成】大黄一钱　黄芩二钱　甘草一钱　桃仁三钱　杏仁三钱　白芍二钱　干漆一钱　虻虫一钱　水蛭三钱　䗪虫二钱　蛴螬二钱　地黄二钱

【用法】蜜丸，酒服。治干血痨。

【方解】旧血不去则新血断不能生。干血痨，人皆知其极虚，而不知其补虚正是助病，非治病也。必去其干血，而后新血得生，乃望回春。干血与寻常瘀血不同，瘀血尚可以气行之，干血与气相隔，故用啮血诸虫以蚀之。

【主治】干血痨、时复。

干血痨 历见干血痨瘵等证，皆系医人横用滋补，以致旧血不去，新血不生。不知旧血客于经络、脏腑之间，如木之有蛀，不急去之，非木死，其蛀不止也。故仲景治干血用大黄䗪虫丸。夫既成虚痨之证，而内有干血，尤须峻药去之，则其虚未成者，更不可留邪为患。故实证断不可用补虚之方，而虚证则不废实证诸方，恐其留邪为患也。(《血证论》第二卷《血上干证治·吐血》)

干血痨 瘀血在经络、脏腑之间，被气火煎熬，则为干血。气者肾中之阳，阴虚阳亢，则其气上合心火，是以气盛即是火盛。瘀血凝滞，为火气所熏则为干血。其证必见骨蒸痨热，肌肤甲错，皮起面屑，名为干血痨。病至此者，十治二三，仲景大黄䗪虫丸治之。盖既系干血，便与气化隔绝，非寻常行血之品所能治也。故用诸虫啮血之物以消蚀干血。瘀血不去，新血且无生机，况是干血不去，则新血断无生机，故此时虽诸虚毕见，总以去干血为主也。如胆识

不及，可以滋补之药送下此丸，亦调停之一术。（《血证论》第五卷《血中瘀证治·瘀血》）

时复　凡物有根者，逢时必发。失血何根？瘀血即其根也。故凡复发者，其中多伏瘀血，以及遇节气，遇阴雨而即蒸热发动者，均是瘀血为病，仲景大黄䗪虫丸少少与之。（《血证论》第六卷《失血兼见诸证·时复》）

葶苈大枣泻肺汤

【组成】葶苈炒香捣，三钱　大枣擘破，五枚

【方解】先圣用药，泻必兼补，故无弊。即如此两方①，桔梗以开达肺气，凡咽痛、肺痈排脓，皆主用之，而必君以甘草，以土生金，助其开达之势。葶苈苦寒，力能降泄肺中之气，火热壅肺，水饮冲肺，皆能随其实而泻之，而必君以大枣，使邪去而正不伤。得此意者，可知配合之义。

【主治】瘀血、子呛、咳嗽、不寐、痰饮、抱儿痨。

瘀血　瘀血乘肺，咳逆喘促，鼻起烟煤，口目黑色，此皆危急之候。凡吐血即时毙命者，多是瘀血乘肺，壅塞气道，若肺实气塞者，不须再补其肺，但祛其瘀，使气不阻塞，斯得生矣。葶苈大枣汤加苏木、蒲黄、五灵脂、童便治之。（《血证论》第五卷《血中瘀证治·瘀血》）

子呛　有胎中之水上泛为痰，冲肺作咳，以致子呛者，于法宜去水。若是水火兼动而致咳嗽，葶苈大枣泻肺汤治之。但葶苈猛，不可多用。（《血证论》第五卷《血中瘀证治·胎气》）

咳嗽　水饮冲肺，咳逆倚息不得卧者，由于失血之人肝经风火太盛，激动其水上冲肺。卧则肺叶张，水饮愈冲，是以不得卧息，葶苈大枣泻肺汤治之。（《血证论》第六卷《失血兼见诸证·咳嗽》）

---

① 另一方指下人参泻肺汤。

不寐 肺病不得卧者，肺为华盖，立则叶垂，卧则叶张。水饮冲肺，面目浮肿，咳逆倚息，卧则肺叶举而气益上，故咳而不得卧，葶苈大枣泻肺汤攻去其水，则得卧矣。（《血证论》第六卷《失血兼见诸证·卧寐》）

痰饮 失血之人，由于阴虚火旺，少病寒饮者，即或咳吐涎水。审其脉滑数，心烦热者，仍是火盛水溢。火逆之至，是以水逆之甚也。其治法清水泻火，兼而行之，宜葶苈大枣泻肺汤加芩、连、柴胡、白前根。（《血证论》第六卷《失血兼见诸证·痰饮》）

抱儿痨 凡此病皆胎气壅于下部，反而上熏，肺金直当其气，故治抱儿痨以保养肺金为第一要法。水饮冲肺，肺胀咳嗽，不得卧息者，葶苈大枣泻肺汤主之。（《血证论》第六卷《失血兼见诸证·抱儿痨》）

人参泻肺汤

【组成】人参三钱　黄芩三钱　栀子三钱　枳壳二钱　甘草一钱　连翘一钱　杏仁三钱　桔梗二钱　桑皮三钱　大黄一钱，酒炒　薄荷一钱

【方解】葶苈大枣泻肺汤是泻肺中之水，此方是泻肺中之火。肺体属金，不自生火，皆由心火克之，胃火熏之也。故用栀子、连翘以泻心火，黄芩、大黄以泻胃火。肺为火郁则皮毛洒淅，用薄荷以发之。肺金不清则水道不调，用桑皮以泄之。火盛即是气盛，用枳、桔、杏仁以利之，而人参、甘草又补土生金以主持之。补泻兼行，调停尽善，实从葶苈大枣汤套出，变泻水为泻火之法。凡上焦血滞痰凝因火所致者，均可随证加减。

【主治】吐血、咳血、肺痈、痢疾、尿血、失音、便闭。

吐血 审系血瘀上焦，则见胸背肩膊疼痛、麻木、逆满等症，宜用人参泻肺汤加三七、郁金、荆芥，使上焦之瘀一并廓清。（《血证论》第二卷《血上干证治·吐血》）

咳血 有内受温暑湿热者，亦能攻发而为咳血。其症身热口

渴，小便不利，胸腹烦满，与外感风寒相似，治宜专清其里，忌发其表。盖此病皆袭人口鼻，侵入脉络，伏留肠胃膜原之间，不似伤寒从肤表入者，故但用清里之药，不可发表，以张病势，里清则表自和，咳血自止，人参泻肺汤治之。（《血证论》第二卷《血上干证治·咳血》）

咳血　风寒外来，皮毛洒淅无汗者，麻黄人参芍药汤。如肺火壅盛，头昏痛，气喘，脉滑大数实者，人参泻肺汤加荆芥、粉葛、蒲黄、茅根、生地、童便。（《血证论》第二卷《血上干证治·咳血》）

肺痈　其未成脓，无表证者，用人参泻肺汤加葶苈、大枣，从里以泻之。（《血证论》第二卷《血上干证治·吐脓》）

痢疾　此病发于秋时，秋乃肺金主气，金不清肃，是以水浊气滞而为痢。知此理，则知迫注者肺之肃，不通者金之收也。人参泻肺汤以导其滞。（《血证论》第四卷《血下泄证治·便血》）

尿血　尿血治心与肝而不愈者，当兼治其肺。肺为水之上源，金清则水清，水宁则血宁。盖此证原是水病累血，故治水即是治血，人参泻肺汤去大黄加苦参治之。（《血证论》第四卷《血下泄证治·尿血》）

失音　失血家初病失音，多是风火。失血家肺金阴虚，为火所克，肺窍不通，鼻塞声闭。若是肺中实热，壅遏其窍而声音闭者，人参泻肺汤治之。（《血证论》第六卷《失血兼见诸证·声音》）

便闭　肺与大肠相表里，肺遗热于大肠则便结，肺津不润则便结，肺气不降则便结。肺遗热者，人参泻肺汤治之。（《血证论》第六卷《失血兼见诸证·便闭》）

甲己化土汤

【组成】 白芍五钱　甘草三钱

【方解】 杨西山失血大法以此为主方而极赞其妙。其实芍药入肝，归、芎、桃仁善去旧血以生新血，佐黑姜、炙草，引三味入于肺肝，生血利气，为产后之圣药。各书多改灸草为益母草，不知益母乃凉血利水之药。此方取其化血即能生血，如益母草焉有生血之功，与方名相左。吾以为治红痢、尿血或可用之，若此方断不可用。

【主治】 吐血、唾血、发热、口甘、食复。

吐血 凡血证未有带脉不病者，今瘀血滞于其分，则宜去之以安带脉。带脉在中焦脾之部分，即从脾治之，观仲景肾着汤，可知治脾即是治带。带有瘀血，宜用甲己化土汤加桃仁、当归、姜黄主之。腰痛甚者加鹿角尖，胁腹痛甚者加蒲黄、灵脂。(《血证论》第二卷《血上干证治·吐血》)

唾血 脾能统血，则血自循经而不妄动。今其血走泄胃中，为唾而出，是脾之阴分受病，而失其统血之常也。若是脾经阴虚，脉细数，津液枯，血不宁者，甲己化土汤加生地、花粉、人参、寸冬、藕节、侧柏叶、莱菔汁、枳壳，皆滋利脾阴之要药。(《血证论》第二卷血上干证治·唾血)

唾血 偶然唾血，一哈便出者，不药可愈，谓其血近胃，如先血后便为近血一般，故不药可愈。亦宜少用清味之药，可服甲己化土汤加银花、竹茹、莱菔汁。(《血证论》第二卷《血上干证治·唾血》)

发热 瘀血在肌肉则翕翕发热，证象白虎，口渴心烦，肢体刺痛。宜当归补血汤合甲己化土汤，加桃仁、红花、柴胡、防风、知母、石膏。(《血证论》第六卷《失血兼见诸证·发热》)

口甘 口甘是脾热，甲己化土汤加天花粉、茵陈蒿、炒栀子、茯苓、枳壳、厚朴、黄芩、石膏治之。(《血证论》第六卷《失血兼见诸证·口舌》)

食复 失血家胃气清和，津液自生，火自降，痰自顺，而病亦自愈矣。若伤饮食，则中宫壅滞，气与火不得顺利，上冲于肺则为咳嗽，外蒸肌肉则发热，内郁于心则为烦。由是血不得宁，因之复发，名为食复，宜甲己化土汤加枳壳、厚朴、炒栀子、麦芽为主。(《血证论》第六卷《失血兼见诸证·食复》)

归芎汤（佛手散）

【组成】当归五钱　川芎三钱

【用法】酒、水各半煎服。

【方解】辛以行气，温以行血，有汁能生血。二味为活血行血之要药。

【主治】目衄、跌打血、产血、瘀血、抱儿痨。

目衄　太阳经有风热，则大眼角生血筋胬肉，或微渗血点。外治总以血筋胬肉之法治之，内服防风通圣散去麻黄、大黄、芒硝，再服防风归芎汤调之。（《血证论》第二卷《血上干证治·目衄》）

跌打血　跌打最危险者，则有血攻心肺之证。血攻心者，心痛欲死，或心烦乱，或昏迷不省人事，归芎散加乳香、没药治之。此与产妇血攻心、血迷心治法略同。（《血证论》第三卷《血外渗证治·跌打血》）

产血　将产之时，腰腹大痛，其极痛而胎不下者，催生之法，总宜行血，不使阻滞其气，则气下而胎随以下，佛手散主之。交骨不开者，加败龟甲及妇人油发烧灰，义总取于活血，血活则气通，胎顺而自生矣。（《血证论》第四卷《血下泄证治·产血》）

瘀血　瘀血在经络、脏腑之间，则周身作痛，以其堵塞气之往来，故滞碍而痛，所谓痛则不通也。佛手散加桃仁、红花、血通①、续断、秦艽、柴胡、竹茹、甘草，酒引。（《血证论》第五卷《血中瘀证治·瘀血》）

瘀血　瘀血攻心，心痛头晕，神气昏迷，不省人事。无论产妇及吐衄家，有此证者乃为危候，急降其血，而保其心，用归芎失笑散加琥珀、朱砂、麝香治之，或归芎汤调血竭、乳香末亦佳。（《血证论》第五卷《血中瘀证治·瘀血》）

抱儿痨　产母既病抱儿痨，困惫之极，胎不能保，则亦无须存胎，但以安保产母为急，归芎汤加人参、糯米、苎根、阿胶，听其

---

① 血通：即大血藤。

安可也，堕亦可也。胎既下后，但照正产，按法治之，祛瘀生新，自无不愈。(《血证论》第六卷《失血兼见诸证·抱儿痨》)

失笑散

【组成】蒲黄三钱　五灵脂五钱

【方解】蒲生水中，花香行水，水即气也。水行则气行，气止则血止，故蒲黄能止刀伤之血。灵脂气味温行以行血，二者合用，大能行血也。

【主治】跌打血、瘀血、便闭。

跌打血　跌打最危险者，则有血攻心肺之证。血攻心者，心痛欲死，或心烦乱，或昏迷不省人事，失笑散治之。此与产妇血攻心、血迷心治法略同。(《血证论》第三卷《血外渗证治·跌打血》)

瘀血　瘀血在下焦，则季胁、少腹胀满刺痛，大便黑色。失笑散加醋军、桃仁治之。(《血证论》第五卷《血中瘀证治·瘀血》)

便闭　有瘀血闭结之证，或失血之后血积未去，或跌打损伤，内有瘀血，停积不行，大便闭结，或时通利仍不多下，所下之粪又带黑色，腹中时时刺痛，口渴发热，脉带涩象。失笑散加杏仁、桃仁、当归、白芍。(《血证论》第六卷《失血兼见诸证·便闭》)

归芎失笑散

【组成】归芎汤加失笑散。

【主治】吐血、产血。

吐血　血瘀下焦，腰以下痛，小腹季胁等处胀满，是血瘀肝之部分，或积胞中，血海为痛，宜归芎失笑散主之，大便闭结者均加大黄。(《血证论》第二卷《血上干证治·吐血》)

产血　既产之后，身痛腰痛。恶血不尽，阻滞其气，故作痛也。盖离经之血，必须下行不留，斯气无阻滞，自不作痛，又能生长新血。若瘀血不去则新血不生，且多痛楚，宜归芎失笑散及生化

汤治之。(《血证论》第四卷《血下泄证治·产血》)

产血 败血干心,心气闭塞,舌强不语,神昏谵语,如见鬼状,宜归芎失笑散加龙脑、朱砂、血竭、没药治之。(《血证论》第四卷《血下泄证治·产血》)

防风芎归汤

【组成】 生地五钱 当归三钱 川芎一钱 甘草一钱 防风三钱

【方解】 补血祛风,药无多而义易见,加减得宜尤效。

【主治】 目衄。

目衄 太阳经有风热,则大眼角生血筋胬肉,或微渗血点。内服防风通圣散去麻黄、大黄、芒硝,再服防风归芎汤调之。(《血证论》第二卷《血上干证治·目衄》)

土瓜根汤

【组成】① 桂枝三钱 白芍三钱 土瓜根三钱 䗪虫三钱

【主治】 经闭。

经闭 血滞者,瘀血阻滞,因见身痛腹胀、寒热带漏、散经闭经诸证,总是瘀血阻滞其气。若无瘀血,则经自流通,安行无恙,何缘而错杂变乱哉?凡此之类,故总以祛瘀为要,四物汤加元胡、桃仁、香附、乳香、没药主之。有热加黄芩、黄连,有寒加干姜、附片。王清任血府逐瘀汤、膈下逐瘀汤皆宜。瘀血之甚者,非仲景土瓜根、下瘀血等汤不治。(《血证论》第四卷血下泄证治·经血)

经闭 妇人经闭,脏坚癖不止者,中有干血,湿热腐变,化出白物,矾石末纳入阴户。可用土瓜根汤加黄柏、防己治之。(《血证论》第五卷《血中瘀证治·经闭》)

---

① 本方后三味剂量原脱,据《金匮要略》补。

大黄甘遂汤

【组成】 大黄二钱　甘遂一钱　阿胶三钱

【方解】 大黄下血，甘遂下水，君阿胶滋水与血以补之，泻不伤正。水血交结者，须本此法治之。

【主治】 癥瘕、经闭。

癥瘕　虚人久积，不便攻治者，亦宜攻补兼施，以求克敌。若水血兼攻，则宜大黄甘遂汤。(《血证论》第五卷《血中瘀证治·瘀血》)

经闭　实证经闭者，妇人少腹如敦状，小便微难而不渴，此为水与血结在血室也，大黄甘遂汤主之。(《血证论》第五卷《血中瘀证治·经闭》)

琥珀散

【组成】 琥珀一钱　三棱一钱　莪术一钱　丹皮二钱　肉桂一钱　延胡索一钱　乌药一钱　当归三钱　赤芍三钱　生地三钱　刘寄奴三钱

【方解】 方主行气下血，使经通而石瘕去。

【主治】 石瘕。

石瘕　月事不以时下者为石瘕，乃寒气客于子门，子门闭塞，恶血当下不下，衃以留止，故成石瘕。是气病而血亦病也，宜琥珀散治之。(《血证论》第五卷《血中瘀证治·血臌》)

桃奴散

【组成】 肉桂一钱　五灵脂三钱　香附子三钱　砂仁一钱　桃仁三钱　延胡索三钱　桃奴三钱　雄鼠屎一钱

【主治】 石瘕、发热。

石瘕　月事不以时下者为石瘕，乃寒气客于子门，子门闭塞，恶血当下不下，衃以留止，故成石瘕。是气病而血亦病也，桃奴散治之。(《血证论》第五卷《血中瘀证治·血臌》)

发热 瘀血在肌腠则寒热往来，以肌腠为半表半里，内阴外阳，互相胜复也。宜桃奴散加黄芩、柴胡治之。(《血证论》第六卷《失血兼见诸证·发热》)

黎洞丸

【组成】 三七一钱　大黄一钱　阿魏一钱　儿茶一钱　竹黄一钱血竭三钱　乳香三钱　没药三钱　雄黄二钱　羊血心血，二钱　冰片少许　麝香少许　牛黄三分　藤黄二分

【方解】 消瘀定痛，降气止血。各药气味形质皆精气所结，非寻常草木可比，故能建大功。

【主治】 刀伤、跌打血。

刀伤 刀伤二三日后，则亦与吐衄略同，有瘀血肿痛者宜消瘀血，刀口敷花蕊石散，肿处用乳香、没药、麝香、三七、葱白捣敷。瘀血消散则痛肿自除，内服黎洞丸治之。(《血证论》第三卷《血外渗证治·创血》)

跌打血 凡跌打未破皮者，其血坏损，伤其肌肉则肿痛，伤其肋骨则折碎，在腰胁间则滞痛。伤重者制命不治，不制命者，凡是疼痛，皆瘀血凝滞之故也。无论接骨逐瘀，总以黎洞丸去大黄，加续断、碎蛇治之，外用自然铜、官桂、没药、乳香、桂枝、大黄、斑蝥、䗪虫，酒调敷之自效。(《血证论》第三卷《血外渗证治·跌打血》)

仙方活命饮

【组成】 穿山甲三片　皂荚刺一钱　当归尾二钱　草节一钱　乳香二钱　金银花二钱　赤芍药二钱　天花粉二钱　没药二钱　防风三钱贝母二钱　白芷二钱　陈皮二钱　黄酒少许

【方解】 此方纯用行血之药，加防风、白芷使达于肤表，加山甲、皂刺使透乎经脉。然血无气不行，故以陈皮、尖贝散利其气。血因火而结，故以银花、花粉清解其火。为疮证散肿之第一方，诚

能窥及疮由血结之所以然，其真方也。第其方乃平剂，再视疮之阴阳，加寒热之品，无不应手取效。

【主治】疮血。

疮血　诸疮内治，初起肿硬，总宜散血，仙方活命饮主之。恶寒无汗加麻黄，发热心烦加老连、石膏，大便燥结加大黄。疮肉顽梗黯滞，乃阴证结毒，无气以发之也，加桂枝尖、生姜、大枣。疮内平塌不起，以及走散，恐毒内攻，加黄芪、大枣、生姜。盖血凝于气分之际，血行则气行，故以破血为主，是善调气之法也。若吐衄，则是气乘乎血分之内，气降则血降，当以破气为主。一内一外，反观自知。(《血证论》第三卷《血外渗证治·疮血》)

托里消毒散

【组成】皂荚刺二钱　甘草二钱　桔梗二钱　白芷三钱　川芎一钱
黄芪三钱　金银花三钱　当归三钱　白芍三钱　白术三钱　人参三钱
云苓三钱

【方解】疮之结肿，血凝也。疮之溃脓，血化为水也。夫血与毒结而不散故凝，凝则气阻而为痛。欲去其凝，仍是以气制之，使气与血战，以阳蒸阴，则阴血从阳化而为水。水即气也，气化则为水，此化脓之说也。是方四君、黄芪大补中气，而以解毒和血之品佐其变化，为助气战血之大剂。本此意以加减进退，则得之矣。

【主治】疮血。

疮血　诸疮调脓，宜以托里消毒散为主。盖血既凝而不化，则须补气以与之战，使蒸腾腐化，托令速溃。以疮乃血凝气分之病，惟恐气不足以化之，故宜补气而制血。若吐衄，则是气乘血分，惟恐气逆而血升，故宜平气以调血，与此不同。(《血证论》第三卷《血外渗证治·疮血》)

疮血　溃后属虚，然亦有瘀未化尽者，仍不得峻补以留毒，内服托里消毒散，外用乌金膏化之。此如失血虚中夹瘀，亦不得关门逐贼。(《血证论》第三卷《血外渗证治·疮血》)

三、宁血方

香苏饮

【组成】香附子二钱　紫苏三钱　陈皮二钱　甘草一钱　葱白二根
生姜三片

【方解】发表轻剂。

【主治】吐血、呕血、梅核气、喘息。

吐血　有外感风寒以致吐血，止后荣卫未和，必有身痛寒热等
症，香苏饮加柴胡、黄芩、当归、白芍、丹皮、阿胶治之。(《血证
论》第二卷《血上干证治·吐血》)

呕血　呕血止后，如兼咳嗽，喉间作痒，乃肝肺之气不相调
协，宜用香苏饮加杏仁、枳壳、枯芩、知母、当归、白芍治之。如
咽喉中常若有气哽塞，善哕气打呃者，乃肝与心之气不畅故也，香
苏饮加柴胡、薄荷、射干、牛蒡子、尖贝、当归、旋覆花治之。
(《血证论》第二卷《血上干证治·呕血》)

梅核气　有虚痰，乃肺经阴虚，燥气生痰。如喉中有痰核、气
核，哽塞不得吞吐者，为梅核证，乃心火凝痰，宜香苏饮加桔梗、
枳壳、尖贝、云苓、旋覆、甘草。(《血证论》第六卷《失血兼见诸
证·咳嗽》)

喘息　郁闭者，气不达于外而壅郁于内也。失血家阳来乘阴，
此证为多。血家忌汗，又忌升发以动其血，与伤寒开郁闭之法不
同。如果有外感闭束，不得不疏解者，宜香苏饮加杏仁、枯芩、甘
草。(《血证论》第六卷《失血兼见诸证·喘息》)

甘露饮

【组成】天门冬三钱　麦门冬三钱　生地黄三钱　熟地黄三钱
黄芩三钱　枳壳一钱　石斛三钱　茵陈三钱　甘草一钱　枇杷叶二片，
去毛

【方解】陈修园曰：胃为燥土，喜润而恶燥，喜降而恶升。故

用二地、二冬、石斛、甘草润以补之，枇杷、枳壳降以顺之。若用连、柏之苦则增其燥，若用芪、术之补则虑其升。既有湿热，用一味黄芩以折之，一味茵陈以渗之足矣。盖以阳明之治重在养津液，方中地、冬等药即猪苓汤用阿胶以育阴意也。茵陈芩枳，即猪苓汤用滑泽以除垢意也。

【主治】吐血、鼻衄、目衄、齿衄、舌热、消渴、时复。

吐血 有胃经遗热，气燥血伤而血不得安者，其症口渴哕气，恶闻人声，多躁怒，闻木音则惊，卧寐烦而不安。轻则止用甘露饮以生胃津，而血自愈。(《血证论》第二卷《血上干证治·吐血》)

鼻衄 阳明主阖，秋冬阴气本应收敛，若有燥火伤其脉络，热气浮越，失其主阖之令，逼血上行，循经脉而出于鼻。鼻衄止后，宜用玉女煎加蒲黄以滋降之，再用甘露饮多服以调养之，肆饮梨胶、藕汁、莱菔汁、白蜜等，皆与病宜。(《血证论》第二卷《血上干证治·鼻衄》)

目衄 阳明之脉绕络于目，故凡治目多治阳明。泻阳明胃经之热，是治目疾一大法门，甘露饮治阳明方，审虚实先后而用之，罔不奏效。(《血证论》第二卷《血上干证治·目衄》)

齿衄 胃中虚火，口燥龈糜，其脉细数，血不足者，宜甘露饮加蒲黄以止衄，玉女煎引胃火以下行，兼滋其阴。

舌热 口乃胃之门户，总以治胃为主。舌热，用甘露饮加减治之。(《血证论》第六卷《失血兼见诸证·口舌》)

消渴 消渴者，肺火也，甘露饮加花粉治之。(《血证论》第六卷《失血兼见诸证·饮食》)

时复 夏月暑盛，病多发于阳明，以阳明主燥热，暑热相合，故多属阳明。病在阳明者，口渴身热，烦躁便闭，恶闻人声，脉势洪大，以此为辨。若尚未动血，初觉发热口渴者，先服甘露饮以养胃阴，免动燥气。(《血证论》第六卷《失血兼见诸证·时复》)

竹叶石膏汤

【组成】淡竹叶五钱　石膏五钱　人参二钱　甘草一钱　麦冬三钱

半夏二钱　生姜三片　粳米四钱

【方解】口之所以发渴者，胃中之火热不降，津液不升故也。方取竹叶、石膏、麦冬以清热，人参、甘草、粳米以生津。妙在半夏之降逆，俾热气随之而伏；妙在生姜之升散，俾津液随之而布。此二药在口渴者本属忌药，而在此方中则转为止渴，非二药之功，乃善用二药之功也。

【主治】舌衄、汗血、发渴、噤口痢、不得卧。

舌衄　舌虽心之苗，然口乃胃之门户，舌在口中，胃火熏之，亦能出血。口渴兼发热者，竹叶石膏汤加蒲黄、藕节治之。（《血证论》第二卷《血上干证治·舌衄》）

汗血　胃火亢甚亦能汗血，以胃主肌肉，热蒸肌肉，故令汗血，宜竹叶石膏汤加蒲黄、蝉蜕、丹皮、全皮治之。（《血证论》第三卷《血外渗证治·汗血》）

发渴　内有瘀血则发渴，血虚亦发渴。血虚发渴者，心烦不寐，盗汗身热，竹叶石膏汤加生地治之。（《血证论》第六卷《失血兼见诸证·发渴》）

噤口痢　胃为邪热浊气所攻踞，其清和之津尽化而为浊滞，下注于大肠则为痢，停聚胃中则拒不纳食。竹叶石膏汤出入加减，庶可以洗胃变津，为开胃进食之良法。（《血证论》第四卷《血下泄证治·便脓》）

不得卧　胃病不得卧者，阴虚则邪并于阳，烦躁不卧。若无燥结，但系烦热者，竹叶石膏汤治之。（《血证论》第六卷《失血兼见诸证·卧寐》）

清燥救肺汤

【组成】人参一钱　甘草一钱　芝麻一钱，黑　石膏二钱，煅　阿胶一钱　杏仁一钱，去皮尖　麦冬二钱　枇杷叶炙，一片　冬桑叶三钱

【方解】喻嘉言曰：诸气膹郁之属于肺者，属于肺之燥也。而古今治气郁之方用辛香行气，绝无一方治肺之燥者。诸呕、喘、痿

之属于上，亦属于肺之燥也。而古今治法以痿、呕属胃经，以喘属肺，是则呕与痿属之中下，而惟喘属上矣。所以亦无一方及于肺之燥也。即喘之属于肺者，非行气即泄气，间有一二用润剂，又不得肯綮。今拟此方名清燥救肺，大约以胃为主，胃土为肺金之母也。其天冬、知母能清金滋水，以苦寒而不用，至苦寒降火之药尤在所忌。盖肺金自至于燥，所存阴气不过一线，倘更以苦寒下其气，伤其胃，尚有生理乎？诚仿此增损，以救肺燥变生诸证，庶克有济。

【主治】 痿咳、吐血、咳血、肺痈、尿血、息贲、咳嗽、发热、咳不得卧、喘息、恍惚、失音、痿废、便闭、劳复、时复、抱儿痨。

痿咳 设水阴不足，津液枯竭，上则痿咳，无水以济之也。以生水为治法，清燥救肺汤生津以补肺气。（《血证论》第一卷《阴阳水火气血论》）

痿咳 肺中阴虚，本脏气燥，生痰带血，发为痿咳。以及失血之后，肺燥成痿，痰凝气郁，久咳不止。此乃内伤所致，不必治其余病，但补其肺，诸病自愈。用清燥救肺汤甘凉滋润，以补胃阴而生肺金。肺金清润则火自降，痰自祛，气自调，咳自止。血枯加生地，火甚加犀角，痰多加贝母，带血加蒲黄。（《血证论》第二卷《血上干证治·咳血》）

吐血 有因肺经燥气，气不清和，失其津润之制节，而见喘逆咳嗽等症，以致其血牵动，清燥救肺汤主之。火甚加犀角，血虚加生地，痰多加尖贝润燥宁血，为肺痿等证之良方。（《血证论》第二卷《血上干证治·吐血》）

咳血 有虚痰，乃肺经阴虚，燥气生痰，粘着喉间，滞涩声音，喘咳发热，脉细数者不宜渗利，再伤水津，但宜滋润以生津，津生则痰豁，宜清燥救肺汤。（《血证论》第二卷《血上干证治·咳血》）

咳血 无痰无血，但是气呛作咳，乃失血家真阴虚损，以致肺气不敛，肾气不纳，其病至重，最为难治。其由肺气不敛者，其人不能仰卧，卧则气逆而咳，咳则心下煽动，或肺叶偏枯，则侧卧一边，翻身则咳不休，俱宜用清燥救肺汤加百合、五味、琥珀、钟乳

石以镇补肺金。金得保养，则能覆下收敛而气自不咳。（《血证论》第二卷《血上干证治·咳血》）

肺痈　收口之法，仲景未言，然亦可以义例求也。诸疮生肌，皆用温补，肺为金脏，温则助火刑金，只宜清敛以助金令，使金气足而肺自生。人参清肺汤治之，后服清燥救肺汤以收功。（《血证论》第二卷《血上干证治·吐脓》）

尿血　尿血治心与肝而不愈者，当兼治其肺。肺为水之上源，金清则水清，水宁则血宁。盖此证原是水病累血，故治水即是治血，清燥救肺汤加藕节、蒲黄治之。（《血证论》第四卷《血下泄证治·尿血》）

息贲　血虚则火盛无制，心乘肺金，金气不行，不能运布，水津留于胸中，津液尽化为痰。咳嗽不已，日久成痨，经所谓传为息贲，则不能治，谓喘息也。清燥救肺汤可借治。（《血证论》第五卷《血中瘀证治·经闭》）

咳嗽　肺脏津虚，火气乘之，致成燥咳。气呛痰涩，或带血丝，久成肺痿，清燥救肺汤治之。（《血证论》第六卷《失血兼见诸证·咳嗽》）

发热　水虚者，水为气之所化，水津不足则气热，皮毛枯燥，口咽生疮，遗精淋秘，午后发热。清燥救肺汤从肺胃以生水津，水足以濡血，则阳气不亢，燥热自除。（《血证论》第六卷《失血兼见诸证·发热》）

咳不得卧　若无痰饮，但是火气上冲者，其人昼日不咳，卧则咳逆，气不得息，乃肺痿叶焦，卧则肺叶翘举，气随上冲，咳呛不已，宜清燥救肺汤加生地黄、瓜蒌根、百合、五味子以敛之，再加钟乳石以镇降之。（《血证论》第六卷《失血兼见诸证·卧寐》）

喘息　肺虚作喘者，以肺居上焦，制节五脏，开窍于鼻，以通外气，以敛内气。血虚则火盛津伤，肺叶痿而不下垂，故气不得降，喘息鼻张，甚则鼻敞若无关阑，乃肺痿之重证也。生津补肺，宜清燥救肺汤。（《血证论》第六卷《失血兼见诸证·喘息》）

恍惚　失血家阴脉受伤，凡是恍惚不宁，皆百合病之类，总宜

清金定魄为主，清燥救肺汤加百合、茯神、琥珀、滑石、生地、金箔治之。(《血证论》第六卷《失血兼见诸证·恍惚》)

失音 有津液干枯，肺痿叶焦，声音嘶小者，乃失血之虚弱证，清燥救肺汤治之。常用白蜜、川贝母、人参、胡桃、百合蒸服。(《血证论》第六卷《失血兼见诸证·声音》)

痿废 肺气热则津痿，不能灌溉于足，疲茶不行，清燥救肺汤治之。(《血证论》第六卷《失血兼见诸证·痿废》)

便闭 小便数而不禁，大便反闭者，名为脾约。谓脾津下泄，无以润肠故也，仲景用脾约丸治之。丹溪谓宜清肺燥，肺清则小水有制，而脾得灌溉，宜用清燥救肺汤治之。(《血证论》第六卷《失血兼见诸证·便闭》)

便闭 肺与大肠相表里，肺遗热于大肠则便结，肺津不润则便结，肺气不降则便结。肺津不润者，清燥救肺汤治之。肺气不降者，清燥救肺汤合四磨汤，再重加杏仁，或少加葶苈子治之。(《血证论》第六卷《失血兼见诸证·便闭》)

劳复 失血病因劳动而复发者十之五六，亟宜调息瞑目，以收敛浮动之气，使阴生阳秘，而血乃不复动矣。喘咳甚者，宜清燥救肺汤治之。(《血证论》第六卷《失血兼见诸证·劳复》)

时复 若是秋时得病，是病本得于肺，次逢秋月，本脏不润，复发痿燥而咳血者，清燥救肺汤加生地、蒲黄治之。(《血证论》第六卷《失血兼见诸证·时复》)

抱儿痨 妇人有胎，复得咳嗽发热骨蒸，或吐血，或梦交，名为抱儿痨。其胎不能孕满十月，或七八月，或五六月，胎便痿堕，儿不长成。凡此病皆胎气壅于下部，反而上熏，肺金直当其气，故治抱儿痨以保养肺金为第一要法，清燥救肺汤主之。(《血证论》第六卷《失血兼见诸证·抱儿痨》)

抱儿痨 若大便燥结者，急宜用清燥救肺汤加火麻仁、白芍、肉苁蓉、枳壳、厚朴、当归治之。若小便不利者，急宜用清燥救肺汤加草梢、生地、木通、防己、知母、桑皮治之。且小便出膀胱，属太阳经，主皮毛。大便出大肠，属阳明经，主肌肉。二经调达，

则肌肉皮毛之气皆清理而不滞，自不发寒蒸热矣。(《血证论》第六卷《失血兼见诸证·抱儿痨》)

人参清肺汤

【组成】人参三钱　阿胶二钱　地骨皮三钱　知母三钱　乌梅三枚　甘草一钱，炙　大枣三枚　桑白皮三钱　粟壳一钱　杏仁三钱

【方解】治肺虚咳嗽喘急，吐血、下血等症。方取参、草、大枣补土生金，以保定其肺。阿胶、知母佐其滋润，骨皮、桑皮泻其火热。肺为司气之脏，肺中清润，则气自下降而得其敛藏之性，痰血不得干之也。再用杏仁以利之，乌梅、粟壳以收之，总使肺得其制节，斯无诸病矣。此与太平丸、保和汤、紫菀散、人参泻肺、清燥救肺诸汤相为表里，用者可以推类尽致。

【主治】肺痈、汗血、脏毒、便血、痢疾、尿血、不寐、多梦、恍惚、声嘶、劳复、时复、抱儿痨。

肺痈　收口之法，诸疮生肌，皆用温补。肺为金脏，温则助火刑金，只宜清敛以助金令，使金气足而肺自生。人参清肺汤治之，后服清燥救肺汤以收功。(《血证论》第二卷《血上干证治·吐脓》)

汗血　皮毛者，肺之合也。汗出皮毛，故汗血宜治肺金，以敛皮毛，人参清肺汤加蒲黄最宜。(《血证论》第三卷《血外渗证治·汗血》)

脏毒　脏毒者，肛门肿硬，疼痛流血，与痔漏相似。有肺经遗热传于大肠而久不愈者，必见寸脉浮数洪涩、口渴尿黄、咳逆等病。方用人参清肺汤，取乌梅、粟壳酸涩之品以收敛肺气，而余药安肺，肺自不遗热与肠矣。若去此二味，而用薄荷、桔梗以代之，则又义取解散，在人变化耳。(《血证论》第四卷《血下泄证治·便血》)

便血　先便后血为远血，谓其血在胃中，去肛门远，故便后始下，因名远血，即古所谓阴结下血也。若阴虚火旺，壮火食气，脾

阴虚而肺气燥，失其敛摄之制者，人参清肺汤治之。(《血证论》第四卷《血下泄证治·便血》)

痢疾 此病发于秋时，秋乃肺金主气，金不清肃，是以水浊气滞而为痢。知此理则知迫注者肺之肃，不通者金之收也。人参泻肺汤以导其滞，小柴胡加花粉、杏仁、枳壳、桑皮、茯苓、知母、桔梗以和之，人参清肺汤以收功。(《血证论》第四卷《血下泄证治·便脓》)

痢疾 痢证肺气之奔迫，以其火热暴注也，故《伤寒论》饮食入胃，即下利清水完谷者，乃肺之传送太急，热之至也，宜急下之。据此，则治奔迫者当以清火为主，人参清肺汤治之。(《血证论》第四卷《血下泄证治·便脓》)

痢疾 久痢不止，肺气下泄，则魄随之陷，而魄脱则死。肺藏魄，治宜调补肺气，人参清肺汤以固之。(《血证论》第四卷《血下泄证治·便脓》)

尿血 有肺虚不能制节其下，以致尿后渗血者，审系肺阴虚，则兼气逆、痰咳、口渴等症，人参清肺汤主之。(《血证论》第四卷《血下泄证治·尿血》)

不寐 魂虽藏于肝而昼游于目，目在面部，乃肺胃之所司，肺胃之气扰而不静，亦能格魂于外，使不得返也。人参清肺汤治之。(《血证论》第六卷《失血兼见诸证·卧寐》)

多梦 梦乃魂魄役物，恍有所见之故也。魄为病，则梦惊怪、鬼物、争斗之事，人参清肺汤加琥珀治之。(《血证论》第六卷《失血兼见诸证·卧寐》)

恍惚 大病伤寒之后，欲食不食，欲卧不卧，欲行不行，精神恍惚，若有鬼神附其体中者，名曰百合病。凡是恍惚不宁，皆百合病之类，总宜清金定魄为主，人参清肺汤加百合、滑石。(《血证论》第六卷《失血兼见诸证·恍惚》)

声嘶 有津液干枯，肺痿叶焦，声音嘶小者，乃失血之虚弱证，人参清肺汤治之。常用白蜜、川贝母、人参、胡桃、百合蒸服。(《血证论》第六卷《失血兼见诸证·声音》)

　　劳复　失血病因劳动而复发者十之五六，喘咳甚者，宜人参清肺汤治之。

　　时复　若是秋时得病，是病本得于肺，次逢秋月，本脏不润，复发痿燥而咳血者，人参清肺汤加紫菀、当归、蒲黄亦可。(《血证论》第六卷《失血兼见诸证·劳复》)

　　抱儿痨　抱儿痨之病根虽在胞，而其受病则在于肺。惟其肺金津虚，无以转输于下，是以胞中之水皆得泛上而为病。无论咳热诸证，总宜大滋其肺，使肺津得调，肺气得降，则胞中之水火虽欲上逆而亦不为害，人参清肺汤可常服之。(《血证论》第六卷《失血兼见诸证·抱儿痨》)

麦味地黄汤

　　【组成】①　大怀生地黄<small>酒拌，入砂锅内蒸一日至黑，掐断，慢火焙干，</small>八两　山茱萸<small>酒拌蒸，去核，四两</small>　白茯神<small>去皮木筋膜，三两</small>　牡丹皮<small>去骨，三两</small>　辽五味子<small>去梗，二两</small>　麦门冬<small>水润，去心，二两</small>　干山药<small>二两</small>　益智仁<small>去壳，盐水炒，二两</small>

　　【用法】　上为细末，炼蜜为丸，如梧桐子大。空心温酒调下，或炒盐汤调服，夏秋滚汤调服。

　　【加减】　腰痛，加木瓜、续断、鹿茸、当归。消渴，加五味子、麦门冬各二两。老人下元冷，胞转不得小便，膨急切痛，四五日困笃欲死者，用泽泻，去益智。诸淋沥，数起不通，倍茯苓，用泽泻，去益智。夜多小便，加益智一两，减茯苓一半。治耳聩及肾虚耳鸣，另用全蝎四十九枚，炒微黄色为末，每服三钱，酒调送下，早晨空心服。

　　【主治】　吐血、咳嗽、时复。

　　吐血　又有冲气上逆，其症颈赤头晕，火逆上气，咽喉不利，乳下动脉辟辟弹指，颈上动脉现出皮肤。冲脉原不上头项，咽干

――――――――――

　　①　本方组成、用法、加减原无，据《寿世保元》八仙长寿丸（本方原名）补。

者，以冲为血海属肝，因肝脉而达于咽也。颈脉动、面赤色者，以冲脉丽于阳明，冲气逆，则阳明之气随逆故也。若肾经阴虚，阳无所附，雷龙之火上腾者，麦味地黄汤可酌用，以阴药滋降。肾居冲脉之下，又为冲脉之根，安肾气即是安冲气，冲气安而血海宁，自不致于潮上矣。（《血证论》第二卷《血上干证治·吐血》）

咳嗽 冲脉本属肝经，然其标在阳明，而其根则在于肾。盖冲脉起胞中，而肾气即寄在胞中，肾中之气上于肺而为呼吸，亦借冲脉之路以上循入肺，是以脐旁冲脉之穴谓之气街。《内经》又明言冲为气街，冲脉之与肾经交合者如是。是以冲脉每挟肾中之虚火上逆而咳，喘促咽干，两颧发赤，麦味地黄汤以安之。（《血证论》第六卷《失血兼见诸证·咳嗽》）

时复 冬令属水，肾气主之。此时阴气坚凝，则阳气潜藏，龙雷不作。若阴气不足，则阳气不潜，况此时阳气皆入于内，人身阴虚者既多内热，加以阳气入内，两热相合，致失冬令寒热之象，此与冬行夏令无异，是以火迫血动而复发也。治法宜滋肾阴，泄内热，使其阴凝阳秘，复成为大冬之令，斯病愈矣。乘其未发，先用麦味地黄汤滋之。火之不藏，如三冬不雪，腊月鸣雷，潜纳阳气，皆可加龙骨、牡蛎。（《血证论》第六卷《失血兼见诸证·时复》）

三才汤

【组成】天冬五钱　人参三钱　地黄五钱

【主治】咳血、经闭、咳嗽、发热、发渴、喘息、劳复、房劳复。

咳血 失血家气喘咳逆者多是阴虚。气生于肾而主于肺，肺阴足则气道润而不滞，肾阴足则气根蓄而内涵。惟肺阴不足，是以气燥而咳；肾阴不足，是以气浮而咳，此乃肺肾阴虚不交之证。治宜三才汤以滋二脏之阴，纳肺气则加百合、五味、钟乳石，纳肾气则加磁石、沉香、五味。（《血证论》第二卷《血上干证治·咳血》）

经闭 因过淫精竭，肾中天癸之水不至胞中，则不能引动冲脉

之血。是为阳不倡阴，水不化血，宜滋补其水，以益天癸。三才汤主之。(《血证论》第五卷《血中瘀证治·经闭》)

咳嗽 冲脉每挟肾中之虚火上逆而咳，喘促咽干，两颧发赤，三才汤加铁落以镇之。(《血证论》第六卷《失血兼见诸证·咳嗽》)

咳嗽 咳嗽之病，其标在肺，其本在肾。血家咳嗽，尤多生于肾虚。肾者气之根也，肾经阴虚则阳无所附，气不归根，故浮喘咳逆，宜三才汤加五味子、沉香。(《血证论》第六卷《失血兼见诸证·咳嗽》)

发热 有阴虚于内、阳浮于外而发热者，须大补其阴而复纳其阳。若肾阴不足，真阳外浮，发热喘促者，是为阴不恋阳，阳不入阴，宜从阴引阳，三才汤加盐炒肉桂少许、桑叶、云苓、白芍、虫草、山茱萸、牛膝、五味子、知母、沉香、龟甲。(《血证论》第六卷《失血兼见诸证·发热》)

发渴 若肾中之水不足，则不能升达上焦，是以渴欲引水。宜启下焦之阴以滋津液，三才汤加知母治之。(《血证论》第六卷《失血兼见诸证·发渴》)

喘息 血虚则火盛津伤，肺叶痿而不下垂，故气不得降，喘息鼻张，甚则鼻敞若无关阑，乃肺痿之重证也。肺叶下坠，宜兼用镇敛之法，三才汤合生脉散，再加百合、五倍子、白及、花粉、杏仁、川贝母、钟乳石治之。(《血证论》第六卷《失血兼见诸证·喘息》)

劳复 喘咳甚者，三才汤加五味子、云茯苓、沉香、甘草。(《血证论》第六卷《失血兼见诸证·劳复》)

房劳复 血之运行听命于气，气乃先天肾水之中一点生阳，静而复动，化生精血。若以房劳伤其精血，则水虚而火发，气动而血升，乌在其病之不发乎？火盛者，三才汤加桑螵蛸、秋石、海粉、黄柏、紫梢花治之。失血之人以养息为第一，若不忌房劳，是自促命期，于医何咎。(《血证论》第六卷《失血兼见诸证·房劳复》)

参麦地黄汤

【组成】① 六味地黄丸加西洋参三两，麦冬三两。

【主治】咳血。

咳血 失血家气喘咳逆者多是阴虚。气生于肾而主于肺，肺阴足，则气道润而不滞；肾阴足，则气根蓄而内涵。惟肺阴不足，是以气燥而咳；肾阴不足，是以气浮而咳。此乃肺肾阴虚不交之证，治宜参麦地黄汤及三才汤，以滋二脏之阴。纳肺气则加百合、五味、钟乳石，纳肾气则加磁石、沉香、五味。（《血证论》第二卷《血上干证治·咳血》）

保和汤

【组成】甘草二钱　阿胶三钱　百合三钱　知母三钱　贝母三钱　五味子一钱　天冬三钱　麦冬三钱　桔梗三钱　薄荷一钱　饴糖三钱　薏苡仁三钱　马兜铃二钱

【方解】肺经之津足则痰火不生而气冲和，若津不足则痰凝火郁，痿咳交作而气失其和矣。方用饴糖、甘草、阿胶补胃以滋肺津，复加清火、祛痰、敛浮、解郁之品，凡以保护肺金，使不失其和而已。葛可久此方虽不及救肺汤之清纯，然彼以滋干为主，此以清火降痰为主。各方用意不同，无相诋訾。

【主治】咯血、咳血、喘息、咳不得卧、咳痰、抱儿痨。

咯血 肺为水之上源，水不清而凝为痰，痰不降而牵动血。治肺之痰，又是治咯血捷法。盖痰血之来虽由心肾，而无不关于肺者也。保和汤善能涤除肺痰，补泻兼到。（《血证论》第二卷《血上干证治·咯血》）

咳血 肺为娇脏，无论外感内伤，但一伤其津液，则阴虚火动，肺中被刑，金失清肃下降之令，其气上逆，嗽痰咳血，变为肺

---

① 本方组成原无，据《成方便读》参麦地黄丸补。

痿重病。吐白沫如米粥，咽痛声哑，皮毛洒淅，恶寒憎热，皆金损之证，不易治也。此病无论寒久变火，火郁似寒，总以《十药神书》保和汤治之。盖肺金火甚，则煎熬水液而为痰，水液伤，则肺叶不能腴润下垂，其在下之肝肾气又熏之，肺叶焦举，不能制节，故气逆为咳。气愈逆，痰愈滞，所以久咳不止也。此方润肺涤痰，止血和气，无论寒久变火、火郁似寒、痰血痿燥等证，皆统治之。凡由外伤变作虚咳劳证者，以此方为第一。(《血证论》第二卷《血上干证治·咳血》)

咳血 有虚痰，乃肺经阴虚，燥气生痰，粘着喉间，滞涩声音，喘咳发热，脉细数者不宜渗利，再伤水津，但宜滋润以生津，津生则痰豁，宜保和汤。(《血证论》第二卷《血上干证治·咳血》)

喘息 血虚则火盛无制，心乘肺金，金气不行，不能运布，水津留于胸中，津液尽化为痰。咳嗽不已，日久成痨，经所谓传为息贲，则不能治，谓喘息也。保和丸可借治。(《血证论》第五卷《血中瘀证治·经闭》)

喘息 肺虚作喘者，以肺居上焦，制节五脏，开窍于鼻，以通外气，以敛内气。血虚则火盛津伤，肺叶痿而不下垂，故气不得降，喘息鼻张，甚则鼻敞若无关阑，乃肺痿之重证也。兼治郁火痰滞者，宜保和汤。(《血证论》第六卷《失血兼见诸证·喘息》)

咳不得卧 肺病不得卧者，肺为华盖，立则叶垂，卧则叶张。水饮冲肺，面目浮肿，咳逆倚息，卧则肺叶举而气益上，故咳而不得卧，保和汤治之。(《血证论》第六卷《失血兼见诸证·卧寐》)

咳痰 上焦血虚火盛，则炼结津液，凝聚成痰。肺为之枯，咳逆发热，稠黏滞塞，此由血虚不能养心，则心火亢甚，克制肺金，津液不得散布，因凝结而为痰也，保和丸以滋肺。(《血证论》第六卷《失血兼见诸证·痰饮》)

抱儿痨 水饮冲肺，肺胀咳嗽，不得卧息者，保和汤多补少泻，宜酌用。(《血证论》第六卷《失血兼见诸证·抱儿痨》)

抱儿痨 抱儿痨之病根虽在胞，而其受病则在于肺。惟其肺金津虚，无以转输于下，是以胞中之水皆得泛上而为病。无论咳热诸证，总宜大滋其肺，使肺津得调，肺气得降，则胞中之水火虽欲上逆而亦不为害，保和汤可常服之。（《血证论》第六卷《失血兼见诸证·抱儿痨》）

保和丸

【组成】知母三钱　贝母三钱　天门冬三钱　款冬花三钱　天花粉三钱　薏苡仁三钱　五味子一钱　甘草一钱　马兜铃三钱　生地黄三钱　紫菀三钱　百合三钱　阿胶三钱　当归三钱　紫苏二钱　薄荷一钱　百部三钱　饴糖二两　生姜三钱

【用法】为末，饴糖丸服。

【方解】此方药味虽多，而实以润肺清火为主。凡是虚劳咳血，皆肺中阴津不足，火热乘之使然。火壅于内，则皮毛固闭，洒淅而恶寒，易招外感。火盛则水津凝滞，胶结为痰，而气愈不得息，痨咳所以不愈也。方用饴、胶、地、归、百合、百部、甘草、紫菀、花粉、款冬大生津液以润肺，五味、天冬、知母以清肺火。尤恐外寒闭之，则火郁而不清，故佐以姜、苏、薄荷以疏解其郁。痰饮滞之则火阻而不降，故用贝母、苡仁以导利其滞。郁解滞行，火清肺润，咳嗽愈而痨燥除。无论寒久变火，火郁似寒，诸证皆能治之。《十药神书》载此方加减甚详。余谓此方药味已多，如再加减便杂而无功。对证之方甚夥，何须执此一方苦苦加减，便欲医尽诸病耶。

【主治】喘息、咳痰。

喘息　血虚则火盛无制，心乘肺金，金气不行，不能运布，水津留于胸中，津液尽化为痰。咳嗽不已，日久成痨，经所谓传为息贲，则不能治，谓喘息也。保和丸可借治。（《血证论》第五卷《血中瘀证治·经闭》）

咳痰　上焦血虚火盛，则炼结津液，凝聚成痰。肺为之枯，咳逆发热，稠黏滞塞，此由血虚不能养心，则心火亢甚，克制肺金，津液不得散布，因凝结而为痰也，保和丸以滋肺。（《血证论》第六卷《失血兼见诸证·痰饮》）

麦门冬汤

【组成】麦冬二两 半夏六钱 人参四钱 甘草四钱 粳米一盏
大枣十二枚

【方解】参、米、甘、枣四味，大建中气，大生津液。胃津上
输于肺，肺清而火自平，肺调而气自顺。然未逆未上之火气此固足
以安之，而已逆已上之火气又不可任其迟留也。故君麦冬以清火，
佐半夏以利气。火气降则津液愈生，津液生而火气自降，又并行而
不悖也。用治燥痰咳嗽最为对证，以其润利肺胃，故亦治隔食。又
有冲气上逆，夹痰血而干肺者皆能治之。盖冲脉起于胞中，下通肝
肾，实则丽于阳明，以输阳明之血下入胞中。阳明之气顺则冲气亦
顺，胞中之血与水皆返其宅而不上逆矣。此方与小柴胡合看更明，
小柴胡是从胃中引冲气上行，使火不下郁之法。此方是从胃中降冲
气下行，使火不上干之法。或去粳米，加蜜更滋润。

【主治】吐血、呕血、经闭、恶阻、子呛、咳嗽。

吐血 又有冲气上逆，其症颈赤头晕，火逆上气，咽喉不利，
乳下动脉辟辟弹指，颈上动脉现出皮肤。冲脉原不上头项，咽干
者，以冲为血海属肝，因肝脉而达于咽也。颈脉动、面赤色者，以
冲脉丽于阳明，冲气逆，则阳明之气随逆故也。《内经》谓冲为气
街，又谓冲为血海，气逆血升，此血证之一大关键也。故仲景治血
以治冲为要，麦门冬汤主之。陈修园谓去粳米，加白蜜，尤能滋补
其阴。予谓治冲脉独取阳明，仲景既引其端，后人亦即当扩而充
之。审其冲阳太旺者，知母、枳壳、白芍、煅石膏均可加入以清折
之。栀子、黄芩、木通、前仁、牛膝利阳明之水者尤可加入，以分
消之。此冲脉之气上合阳明之治法也。(《血证论》第二卷《血上干
证治·吐血》)

呕血 呕虽属于肝胆，然亦未有不关胃府者也。凡呕证带血
者，有如回食病，呕后见血水，此胃逆血枯，难治之证，麦门冬汤
治之。(《血证论》第二卷《血上干证治·呕血》)

经闭 冲任两脉起于胞中，上属阳明。若胞中火逆，随冲任两脉上冲，头晕颊赤，咽喉不利，发热口渴，咳逆喘息。此乃胞气上逆，合于阳明之气，而为燥动之证，法宜从阳明以折冲逆，使火下降，斯经通矣。如脾胃素虚，不便攻治者，《金匮》麦门冬汤尤能逆折冲气。从阳明降气，使气下达胞中，则经自通。（《血证论》第五卷《血中瘀证治·经闭》）

恶阻 胞气上逆，上合阳明燥气而为火，亦致吐逆，呕苦呕酸，哕气拒食，胎塞于下，气逆于上，多生火证。故世谓胎前不宜热药，以此之故。法宜清胃降火，麦门冬汤治之。（《血证论》第五卷《血中瘀证治·胎气》）

子呛 养胎全赖水与血二者，若水不足以濡血则血燥，血不足以济水则气热。燥热相合，是为胎火。胎火循冲脉而上，干犯肺金，则咳喘交作，两颊发赤，咽喉不利，气呛咳嗽，故名子呛。仲景麦门冬汤治之。（《血证论》第五卷《血中瘀证治·胎气》）

咳嗽 有冲气咳逆者，以冲脉起于血海，循行而上丽于阳明。血海受伤，则冲脉气逆，上合阳明，而为火逆燥咳之证，麦门冬汤主之。从阳明以抑冲气之颠，使不逆也。（《血证论》第六卷《失血兼见诸证·咳嗽》）

桂苓甘草五味汤

【组成】桂枝尖三钱　云茯苓四钱　炙甘草二钱　五味子一钱

【方解】此治肾中水气腾溢，阴火上冲，面赤咽痛，咳逆诸病。桂、苓抑水下行，水行即是气行。然逆气非敛不降，故以五味之酸敛其气。土厚则阴火自伏，故以甘草之甘补其中也。

【主治】吐血、咳嗽、梅核气。

吐血 若其人素有水饮，格阳于上，因而动血者，仲景桂苓甘草五味汤又为对证。第其方与血证本不相关，可加当归、白芍、丹皮、阿胶。（《血证论》第二卷《血上干证治·吐血》）

咳嗽 胞中之水内动，冲气挟水上逆而咳者，其证上热下寒，龙雷火升，面赤浮肿，头晕咽痛，发热心悸，大便反滑，腰痛遗尿，桂苓甘草五味汤治之。（《血证论》第六卷《失血兼见诸证·咳嗽》）

梅核气 痰粘喉中哽塞不下者，名梅核气证。血家病此，多兼郁火。又冲脉亦挟咽中，若是冲气上逆，壅于咽中而为梅核，必见颊赤、气喘等症。审其挟水饮而上者，桂苓甘草五味汤治之。（《血证论》第六卷《失血兼见诸证·痰饮》）

苏子降气汤

【组成】 苏子三钱　半夏二钱　当归三钱　陈皮二钱　前胡二钱　厚朴一钱　沉香一钱　甘草一钱　生姜三片

【方解】 气即水也，水凝则为痰，水泛则为饮，痰饮留滞，则气阻而为喘咳。苏子、生姜、半夏、前胡、陈皮宣除痰饮，痰饮去而气自顺矣。然气以血为家，喘则流荡而忘返，故用当归以补血。喘则气急，故用甘草以缓其急。出气者肺也，纳气者肾也，故用沉香之纳气入肾，或肉桂之引火归元为引导。

【主治】 吐血、子呛、感冒。

吐血 若其人素有水饮，格阳于上，因而动血者，苏子降气汤利痰降气以靖冲逆。（《血证论》第二卷《血上干证治·吐血》）

子呛 有胎中之水上泛为痰，冲肺作咳，以致子呛者，于法又宜去水。苏子降气汤加五味、炮姜、细辛治之。（《血证论》第五卷《血中瘀证治·胎气》）

感冒 血家最忌感冒，以阴血受伤，不可发汗故也。然血家又易感冒，以人身卫外之气生于太阳膀胱，而散布于肺，血家肺阴不足，壮火食气，不能散达于外，故卫气虚索，易召外邪，偶有感冒，即为头痛、寒热、身痛等症。若照常人治法而用麻、桂、羌、独，愈伤肺津，肺气益索而不能达，不惟涸血分之阴，愈以助气分之邪矣。治惟和解一法，为能补正祛邪，宜先生其津，使津足而火不食气，则肺气能达于皮毛，而卫气充矣。次宜疏理其气，使血分

和，则不留邪为患，而外邪自解矣。内动寒水者，苏子降气汤治之。(《血证论》第六卷《失血兼见诸证·感冒》)

十味参苏饮

【组成】 人参三钱　紫苏三钱　半夏三钱　云苓三钱　陈皮二钱　桔梗二钱　前胡二钱　葛根二钱　枳壳一钱　甘草一钱　生姜三片

【方解】 肺之气生于胃，故用甘草、人参补胃生津以益肺。肺气旺则能上行外达，内输下降而不郁矣。故凡治肺之方类以人参为主，然能补津生气而不能治气之郁也。风寒外束则气蕴于内，不能上行外达，故用紫苏、前胡、粉葛、生姜以发散之。痰饮内停则气逆于上，不能内输下降，故用夏、苓、桔、枳、陈皮以渗降之。合计此方乃疏散风寒、降利痰水之平剂，而咳血、衄血、气喘之证，及跌打血蕴气分皆借用之，亦借疏利之功，使郁滞去而血自不遏。

【主治】 跌打血。

跌打血　跌打后有咳衄喘逆者，乃血蕴于气分之中，宜十味参苏饮以疏发其气，气散则血散，与内伤咳衄者不同。内伤咳血是气蕴于血分之中，若发其气，愈鼓动其血而不宁矣。故以清理其血为主，二者须对看。(《血证论》第三卷《血外渗证治·跌打血》)

白头翁汤

【组成】 白头翁三钱　甘草二钱　阿胶三钱　青皮三钱　黄连三钱　黄柏三钱

【方解】 清风火，平肝治痢。

【主治】 便血、痢疾、厥冷。

便血　若肝经风热内煽而下血者，必见胁腹胀满，口苦多怒，或兼寒热。肝风动血，宜得仲景白头翁汤之意，以清火消风较有力量，或四物汤合白头翁汤兼补其血。治风先治血，血行风自灭，此之谓也。如无白头翁，则择柴胡、青蒿、白薇代之。桑寄生得风气而生，代白头翁更佳。(《血证论》第四卷《血下泄证治·便血》)

　　痢疾　红利之故，总是血分为病。血生于心火而下藏于肝，肝木内寄相火，血足则能济火，火平则能生血。如火太旺则逼血妄行，故血痢多痛如刀锥，乃血痛也。肺金当秋，克制肝木，肝不得达，故郁结不解而失其疏泄之令，是以塞而不通，调肝则木火得疏泄而血分自宁。达木火之郁，白头翁汤加蒲黄、五灵脂、延胡索、黄柏、龙胆草、黄芩、柴胡、桑寄生。肝风不煽则火息，钩藤、青蒿、白头翁、柴胡、桑寄生皆清风之品，僵蚕、蝉蜕亦能祛风。肝气不遏则血畅，香附、槟榔、橘核、青皮、沉香、牡蛎皆散利肝气之品，茯苓、胆草、秦皮、枯芩又清肝火之品，当归、生地、阿胶、白芍又滋肝血之品，桃仁、地榆、五灵脂、川芎又行肝血之品。(《血证论》第四卷《血下泄证治·便脓》)

　　痢疾　痢者，肺气传送太力，故暴注大肠；肝气郁而不疏，故肛门闭塞，欲便不便，而为逼胀。和肝调肺，止奔迫，解郁闭，一方而肝肺并治者，自古无之。余拟用白头翁汤加石膏、知母、杏仁、桔梗、枳壳、槟榔、柴胡、麦芽、当归、白芍、甘草治之。(《血证论》第四卷《血下泄证治·便脓》)

　　厥冷　发厥之证，又有寒闭于外而火不得发者。审其阳陷于内而不出者，白头翁汤以清达之。(《血证论》第六卷《失血兼见诸证·厥冷》)

二加龙骨汤

　　【组成】　龙骨三钱，煅　牡蛎三钱　白薇三钱　附子钱半，炮　白芍三钱　甘草一钱　大枣三枚　生姜三片

　　【方解】　此方乃清散上焦、温补下焦之药。方用甘、枣从中宫以运上下。姜、薇清散，使上焦之火不郁。附、芍、龙、牡温敛，使下焦之火归根。合观其方，以温为正治，以清为反佐，真寒假热，虚阳上浮为对证。陈修园极赞其妙，今人不察，往往误用，惜哉！

　　【主治】　吐血、咳血、发热、不寐。

吐血 又有冲气上逆，其症颈赤头晕，火逆上气，咽喉不利，乳下动脉辟辟弹指，颈上动脉现出皮肤。冲脉原不上头项，咽干者，以冲为血海属肝，因肝脉而达于咽也。颈脉动、面赤色者，以冲脉丽于阳明，冲气逆，则阳明之气随逆故也。若肾经阴虚，阳无所附，雷龙之火上腾者，用二加龙骨汤加阿胶、麦冬、五味，以引归其宅亦妙。肾气丸、麦味地黄汤皆可酌用。二方一以温药化气，一以阴药滋降。肾居冲脉之下，又为冲脉之根，安肾气即是安冲气，冲气安而血海宁，自不致于潮上矣。（《血证论》第二卷《血上干证治·吐血》）

咳血 审其由肾气不纳者，其人短气喘息，阴火上冲，两颧发赤，咽喉不利。仲景谓失血脉数，发热而咳者不治，即谓此阳不附阴，气不归元之重证。陈修园谓肺肾不交，水天俱虚，用二加龙骨汤加阿胶、寸冬、五味。二加龙骨汤是肾阳虚、肺阴虚，上热下寒之治法也。（《血证论》第二卷《血上干证治·咳血》）

发热 若肾阴不足，真阳外浮，发热喘促者，是为阴不恋阳，阳不入阴，宜从阴引阳，用二加龙骨汤加五味子、麦门冬、阿胶。（《血证论》第六卷《失血兼见诸证·发热》）

不寐 肝病不寐者，肝藏魂，人寤则魂游于目，寐则魂返于肝。若阳浮于外，魂不入肝则不寐。其症并不烦躁，清睡而不得寐，宜敛其阳魂，使入于肝，二加龙骨汤加五味子、枣仁、阿胶治之。（《血证论》第六卷《失血兼见诸证·卧寐》）

肾气丸

【组成】 熟地黄八钱　山萸肉四钱　山药四钱　云茯苓四钱　泽泻四钱　牡丹皮五钱　川附片三钱　肉桂二钱

【方解】 肾为水脏，而其中一点真阳便是呼吸之母。水足阳秘，则呼吸细而津液调。如真阳不秘，水泛火逆，则用苓、泽以行水饮，用地、萸以滋水阴，用怀药入脾以输水于肾，用丹皮入心以清火安肾。得六味以滋肾而肾水足矣。然水中一点真阳，又恐其不能生化也，故用附子、肉桂以补之。若加牛膝便具引火归元之功，若加知、柏又治上热下寒之法，如去桂、附加麦冬、五味，则纯于滋阴，兼治肺金。

【主治】吐血、咳血、经闭、妊娠腹痛、转胞、咳嗽、喘息、头痛、目光散大、声干、淋浊、消渴。

吐血 又有冲气上逆，其症颈赤头晕，火逆上气，咽喉不利，乳下动脉辟辟弹指，颈上动脉现出皮肤。冲脉原不上头项，咽干者，以冲为血海属肝，因肝脉而达于咽也。颈脉动，面赤色者，以冲脉丽于阳明，冲气逆，则阳明之气随逆故也。若肾经阴虚，阳无所附，雷龙之火上腾者，肾气丸可酌用，以温药化气。肾居冲脉之下，又为冲脉之根，安肾气即是安冲气，冲气安而血海宁，自不致于潮上矣。（《血证论》第二卷《血上干证治·吐血》）

吐血 有宜补肾阳者，肾为水脏而内含阳气，是为命火。此火上泛则为雷龙之火，下敛则为元阳之气。引雷龙之火以归根，则无上热下寒、头晕腰痛、肿喘癃闭之证。用肾气丸从阴化阳，补火济水以治之，再加牛膝、车前，或黄柏、知母，更能利水折火。（《血证论》第二卷《血上干证治·吐血》）

咳血 夫痰饮之病，其标在肺，其本在肾，肾水上泛，是为痰饮。痰饮冲肺，乃生咳嗽，故治痰饮以肾为主。肾阳不能化水，以致便短、喘咳，痰饮上干，亦只宜肾气丸从阴化阳，温而不烈。此方自宋元来，莫不珍为至宝。谓失血虚劳，上热下寒，阳浮于外，阴孤于内，唯此方引阳入阴，用药神妙。（《血证论》第二卷《血上干证治·咳血》）

咳血 无痰无血，但是气呛作咳，乃失血家真阴虚损，以致肺气不敛，肾气不纳，其病至重，最为难治。审其由肾气不纳者，其人短气喘息，阴火上冲，两颧发赤，咽喉不利。肾气丸加寸冬、五味、牛膝，借桂附以引气归元，是肾阳虚、肺阴虚，上热下寒之治法也。（《血证论》第二卷《血上干证治·咳血》）

经闭 寒闭者，积冷结气，经水断绝，至有历年。胞门为寒所伤，经络凝坚，阴中掣痛，少腹恶寒，上引腰脊，绕脐寒疝。或瘀血不行，留为石瘕，皆霜凝冰结之象也。用温经汤主之，或用温药下之，附子理中汤加当归、桃仁、大黄、细辛、牛膝、肉桂，生化汤下之尤稳。经通之后，再服肾气丸收功。(《血证论》第五卷《血中瘀证治·经闭》)

妊娠腹痛 孕妇少腹痛，仍分水分、血分两端。在血分者，胞为肝肾所司，肾阳不达于胞室，则胎冷痛，上连腰脊，此名胞阻，谓胞中阴血与阳气阻隔也，重则用肾气丸，轻则用胶艾四物汤。(《血证论》第五卷《血中瘀证治·胎气》)

转胞 小便不通者，气不足也。气化则水能出，今小便点滴不通，是胞系下压其尿窍故也。究其所以下压尿窍之故，则因肾气不足，不能举胎而上，此名转胞，宜肾气丸主之。

咳嗽 有胞中之水内动，冲气挟水上逆而咳者，其症上热下寒，龙雷火升，面赤浮肿，头晕咽痛，发热心悸，大便反滑，腰痛遗尿，肾气丸治之。

咳嗽 有肾经阳虚不能化水，腰痛便短，气喘咳逆者，肾气丸加五味治之。(《血证论》第六卷《失血兼见诸证·咳嗽》)

喘息 肾虚喘息者，以气之根原于肾，失血家火甚水枯，不能化气，是以气短而喘。若小水不化，兼腰痛者，乃是肾中之阳不能化气，宜肾气丸治之。(《血证论》第六卷《失血兼见诸证·喘息》)

头痛 若是肾厥头痛，乃肾中浊阴上逆于头，上实下虚，手足厥冷，宜肾气丸加细辛、葱白。此证之痛，连齿入脑，与寻常微痛者不同。(《血证论》第六卷《失血兼见诸证·晕痛》)

目光散大 有阳虚，血大吐后，目光散大，不能见者，必小便多也，宜肾气丸。

声干 夫声音者，气所从出也。气根于肾，故声音之出实由肾生，气不归元则咳愈甚，气愈乏而声愈干，肾气丸治之。(《血证论》第六卷《失血兼见诸证·声音》)

淋浊 若是阳虚不能化水者，金匮肾气丸治之。(《血证论》第六卷《失血兼见诸证·淋浊》)

消渴 饮一溲二为下消，肾虚也，肾气丸主之。（《血证论》第六卷《失血兼见诸证·饮食》）

团鱼丸

【组成】川贝母 知母 前胡 柴胡各五钱 团鱼重十二两

【用法】同煮，先取肉汁食之，次将药渣焙干为末，鱼骨煮汁，丸梧子大，麦冬汤下。

【方解】团鱼乃甲虫之长，能破肝之癥结，肉亦带酸，入肝养阴。合清利痰火、疏理凝滞之品，凡肝经血郁气郁、火郁痰郁，以致骨蒸咳嗽者，此丸力能治之。盖此丸以调肝者利肺，金木交和，则血气清宁，痨瘵不作。

【主治】骨蒸咳。

骨蒸咳 失血证久咳不止，发热盗汗，世谓之骨蒸劳咳。乃肝之血分夹有瘀滞癥结，则肝气郁而不和。肝寄相火，肝气即相火也。相火内行三焦，外行腠理，血分无瘀滞则腠理无阻，是以相火往来，温养肌肉而不遏抑。故肌肉不寒冷，相火温之也，而亦不发热，相火不遏郁之故也。若延日既久，发热咳嗽不止，恐成痨瘵者，用团鱼丸疏理肺气，滋利肝血，攻补兼用，方法最善。（《血证论》第二卷《血上干证治·咳血》）

骨蒸咳 病抱儿痨者，胎前之病，无一非热。至于产后则不尽虚寒。盖胎前已病阴虚，而产后去血过多，其阴愈虚，发热发咳，尤属痿燥之极，若徒守产后宜温补之说，鲜不促命。骨蒸咳逆者，团鱼丸治之。（《血证论》第六卷《失血兼见诸证·抱儿痨》）

四、补血方

辛字润肺膏

【组成】羊肺一具，洗 杏仁四钱 柿霜五钱 真酥五钱 真粉三钱 白蜜五钱

【用法】为末，搅匀入肺中，炖熟食。真粉即上白花粉，真酥

即上色羊乳。如无，以黑芝麻捣烂代之。

【方解】方取肺与肺同气，而用诸润药以滋补之，义最浅而易见，然方极有力可用。

【主治】吐血。

吐血 肺虚则津液枯竭，喘、咳、痿、燥诸证作焉。因其制节不得下行，故气上而血亦上，未有吐血而不伤肺气者也。故初吐必治肺，已止，尤先要补肺，用辛字润肺膏滋补肺中阴液。肺既津润，则其叶下垂，气泽因之得以下降，利膀胱，传大肠，诸窍通调，五脏受益。如肺叶枯焦，不能覆下，则翘举而气亦上逆，不得卧息。外应皮毛不荣，下则二便不调，足痿肠燥，百病俱生。惟此膏润津，为痿燥良剂。(《血证论》第二卷《血上干证治·吐血》)

地魄汤

【组成】甘草一钱　半夏三钱　麦冬三钱　芍药三钱　五味子一钱　元参三钱　牡蛎三钱

【方解】清君相之火，降肺胃之逆，益水敛神而生津，此补阴法也。

【主治】吐血、恍惚。

吐血 如肺叶枯焦，不能覆下，则翘举而气亦上逆，不得卧息。外应皮毛不荣，下则二便不调，足痿肠燥，百病俱生。近人黄坤载所立地魄汤，补土生金，补金生水，于补肺之法颇得。平时代茶，可用生脉散、黄芪糯米汤加阿胶、麦冬，亦能充补肺脏，滋补肺阴，为失血必有之证治也。(《血证论》第二卷《血上干证治·吐血》)

恍惚 大病伤寒之后，欲食不食，欲卧不卧，欲行不行，精神恍惚，若有鬼神附其体中者，名曰百合病。谓百脉一宗，合致其病。肺主百脉，肺魄不宁，故病如此。诸多恍惚，未尽名状，必见尿赤、脉数之症，乃肺金受克之验也。失血家阴脉受伤，凡是恍惚不宁，皆百合病之类，总宜清金定魄为主，地魄汤治之。(《血证论》第六卷《失血兼见诸证·恍惚》)

柴胡清骨散

【组成】柴胡三钱　青蒿三钱　秦艽三钱　白芍三钱　丹皮三钱
地骨皮三钱　鳖甲三钱　知母二钱　黄芩二钱　甘草一钱　童便少许
胡黄连一钱

【方解】肝为藏血之脏，又司相火，血足则火温而不烈，游行
三焦，达于腠理，莫不得其温养之功。若血虚火旺，内则烦渴淋
闭，外则骨蒸汗出，皆肝经相火之为病也。方用全皮、知母、枯
芩、胡黄连、童便大清相火。而又恐外有所郁，则火不能清也，故
用柴胡、青蒿、秦艽，以达其郁。又恐内有所结，则火不能清也，
故用白芍、丹皮、鳖甲以破其结。佐甘草一味以和诸药。务使肝经
之郁结解而相火清，较逍遥散更优。

【主治】呕血、发热、时复、抱儿痨。

呕血　呕血止后，如肝胆火旺，血虚烦躁，颊赤口渴，胸胁刺
痛，发热盗汗，魂梦不安，此乃相火内炽，欲作骨蒸痨瘵，宜柴胡
清骨散以治之。（《血证论》第二卷《血上干证治·呕血》）

发热　瘀血在脏则肝主之，以肝司血故也。症见骨蒸痨热，手
足心烧，眼目青黑，毛发摧折，世以为难治之证，而不知瘀血在肝
脏使然，宜柴胡清骨散加桃奴、琥珀、干漆、丹皮治之。（《血证
论》第六卷《失血兼见诸证·发热》）

时复　凡冬日春时得血病者，凡肝经火动，必先有热蒸口苦，
魂梦不宁诸证，柴胡清骨散亦治之。（《血证论》第六卷《失血兼见
诸证·时复》）

抱儿痨　妇人有胎，复得咳嗽发热骨蒸，或吐血，或梦交，名
为抱儿痨。其胎不能孕满十月，或七八月，或五六月，胎便痿堕，
儿不长成。胞室既为胎所站，则相火上壅而为呕吐，失血者往往而
然。相火之气循经外达，壅于腠理则生寒热，甚则骨蒸。此时不能
夺去其胎，只得清泄胞中之气，使相火有所泄，斯不致大壅耳。如
欲胞室腠理面面兼治，则宜四物汤合柴胡清骨散治之。（《血证论》
第六卷《失血兼见诸证·抱儿痨》）

保命生地散

【组成】 生地五钱　熟地三钱　枸杞三钱　地骨皮三钱　黄芪四钱
白芍三钱　甘草二钱　黄芩二钱　天门冬三钱

【方解】 方取黄芪、甘草入脾统血，余药清润肺肾以治血之源
流，或血止后用此调养亦宜。

【主治】 唾血。

唾血　先唾痰水，唾久然后唾血者，此血来路远，其证深，以
肾血之来，其路最深，其证最重，用保命生地散治之。（《血证论》
第二卷《血上干证治·唾血》）

生脉散

【组成】 人参三钱　麦门冬三钱　五味子七粒

【方解】 人参生肺津，麦冬清肺火，五味敛肺气，合之酸甘化
阴，以清润肺金，是清燥救肺汤之先声。

【主治】 吐血、喘息。

吐血　如肺叶枯焦，不能覆下，则翘举而气亦上逆，不得卧
息。外应皮毛不荣，下则二便不调，足痿肠燥，百病俱生。平时代
茶，可用生脉散加阿胶、麦冬，亦能充补肺脏，滋补肺阴，为失血
必有之证治也。（《血证论》第二卷《血上干证治·吐血》）

喘息　肺虚作喘者，以肺居上焦，制节五脏，开窍于鼻，以通
外气，以敛内气。血虚则火盛津伤，肺叶痿而不下垂，故气不得
降，喘息鼻张，甚则鼻敞若无关阑，乃肺痿之重证也。肺叶下坠，
宜兼用镇敛之法，三才汤合生脉散，再加百合、五倍子、白及、花
粉、杏仁、川贝母、钟乳石治之。（《血证论》第六卷《失血兼见诸
证·喘息》）

喘息　肾虚喘息者，以气之根原于肾，失血家火甚水枯，不能
化气，是以气短而喘，咳逆喘息，颊赤咽干，宜大补阴丸加牛膝、
五味以潜降之。若是阴虚阳无所附，气不归根者，地黄汤合生脉

散，加磁石、牛膝、沉香以滋纳之。(《血证论》第六卷《失血兼见诸证·喘息》)

当归地黄汤

【组成】当归五钱　熟地四钱　川芎一钱　白芍三钱　防风三钱
白芷三钱　藁本二钱　细辛五分

【方解】治风先治血，血行风自灭。无论热风、寒风，风总属阳。天地之噫气，常以肃杀而为心，犯人血分，则为痛，为肿，为强硬。血行则风在血分者随之而行，故治风先治血也。方取四物汤，补血以为祛邪之本，而加祛风之药以令邪外出。法浅而易效，头目顶脊诸风可以治之。

【主治】刀伤。

刀伤　若刀伤去血过多，不可再发汗者，宜当归地黄汤，即四物汤加祛风之药，以补血而驱邪也。失血家吐血过多，与产后去血过多而复得冒感之症者，与此治法无异，皆宜先滋其血以助汗源，后宜其气以解外邪。(《血证论》第三卷《血外渗证治·创血》)

左归饮

【组成】熟地八钱　山药三钱　枸杞三钱　甘草钱半　茯苓四钱
山萸三钱

【方解】《难经》谓左肾属水，右肾属火。景岳此方取其滋水，故名左归。方取枣皮①酸以入肝，使子不盗母之气。枸杞赤以入心，使火不为水之仇。使熟地一味滋肾之水阴，使茯苓一味利肾之水质，有形之水质不去，无形之水阴亦不生也。然肾水实仰给于胃，故用甘草、山药从中宫以输水于肾。景岳方多驳杂，此亦未可厚非。

【主治】吐血、月经过少、经闭、发渴、头晕、便闭、食不化、时复、抱儿痨。

---

①　即山萸肉。

吐血 设水阴之气虚而火热之气亢，喘咳蒸灼，痰血瘀瘵均作矣。凡人后天之病久则及于先天，凡治虚者不可以不早也。如小便清和，无痰气者，只需专意滋肾，左归饮多服为佳。(《血证论》第二卷《血上干证治·吐血》)

月经过少 血虚者，行经太少，以及干枯淡薄，诸虚证犹杂出难言。审系肾中天癸之水不足者，必骨热气逆，足痿脉数，子宫干涩，经血前后均无浆水。宜左归饮加菟丝、龟甲、阿胶、麦冬、五味、苁蓉，以滋天癸之水。(《血证论》第四卷《血下泄证治·经血》)

经闭 因过淫精竭，肾中天癸之水不至胞中，则不能引动冲脉之血。是为阳不倡阴，水不化血，宜滋补其水，以益天癸，左归饮主之。(《血证论》第五卷《血中瘀证治·经闭》)

发渴 若肾中之水不足，则不能升达上焦，是以渴欲引水。宜启下焦之阴以滋津液，左归饮加儿茶、人参、玉竹。(《血证论》第六卷《失血兼见诸证·发渴》)

头晕 肝虚则头晕，《内经》云：诸风掉眩，皆属于肝。肝血不足则生风，风主动，故掉眩。或但滋肝脏，以为息风之本，左归饮加牛膝、巴戟天、杭菊花、细辛、枸杞。(《血证论》第六卷《失血兼见诸证·晕痛》)

便闭 肾开窍于二阴，肾虚阴不足，无以润肠者，宜左归饮加黑芝麻、肉苁蓉治之。(《血证论》第六卷失血兼见诸证·便闭)

食不化 膈食不化，以及血虚津枯，不思饮食者，宜用左归饮加天花粉、人参、玉竹、党参、莲米、白芍、芝麻治之。(《血证论》第六卷《失血兼见诸证·饮食》)

时复 血家病得于春者，乃肝经血虚火旺，春木之气内通于肝，肝经感木气而风动火发，故值春时旧病复作。尚未发作者，用左归饮加阿胶、龟甲、牡蛎、五味子以滋养之，使肝肾阴足，则火伏而不动矣。(《血证论》第六卷《失血兼见诸证·时复》)

抱儿痨 至于病抱儿痨者，胎前之病，无一非热。至于产后则不尽虚寒。盖胎前已病阴虚，而产后去血过多，其阴愈虚，发热发咳，尤属瘗燥之极，若徒守产后宜温补之说，鲜不促命。宜左归饮加阿胶、天花粉、百部、人参、麦门冬、玉竹、五味子治之。(《血证论》第六卷《失血兼见诸证·抱儿痨》)

大补阴丸

【组成】熟地八钱　知母三钱　黄柏三钱　龟甲四钱

【方解】苦寒之品能大伐生气，亦能大培生气，盖阴虚火旺者非此不足以泻火滋阴。夫人之生气根于肾中，此气全赖水阴含之，若水阴不足则阳气亢烈，烦逆瘗热。方用知、柏折其亢，龟甲潜其阳，熟地滋其阴，阴足阳秘而生气不泄矣。

【主治】吐血、咯血、咳嗽、发热、厥冷、喘息、耳聋、痿废、遗精、时复、房劳复。

吐血　设水阴之气虚而火热之气亢，喘咳蒸灼，痰血瘀瘵均作矣。凡人后天之病久则及于先天，寇深矣，若之何? 凡治虚者不可以不早也。如阴虚火旺，足痿筋焦，骨蒸头晕，用丹溪大补阴丸滋阴潜阳，以苦寒培生气，较地黄汤更优。(《血证论》第二卷《血上干证治·吐血》)

咯血　咯血者，痰带血丝也。盖肾气下行，则水出膀胱，今肾经之气不化于膀胱，而反载膀胱之水上行为痰。膀胱者，胞之室，膀胱之水随火上沸，引动胞血随之而上，是水病兼病血也。火甚者，用大补阴丸加海粉、牛膝、云苓、丹皮、蛤蚧。(《血证论》第二卷《血上干证治·咯血》)

咳嗽　冲脉每挟肾中之虚火上逆而咳，喘促咽干，两颧发赤，大补阴丸合磁朱丸加五味以吸冲气，使归于肾，则不咳逆矣。(《血证论》第六卷《失血兼见诸证·咳嗽》)

发热　水虚者，水为气之所化，水津不足则气热，皮毛枯燥，口咽生疮，遗精淋秘，午后发热。大补阴丸以补水济火，水足以濡血，则阳气不亢，燥热自除。(《血证论》第六卷《失血兼见诸证·发热》)

厥冷 失血之人而亦间有发厥者，则多是热邪内陷，伏匿在里，外见假寒。身如冷水，目昏神暗，脉伏不见，或冷一阵，反而发热，或厥数日，反发热数日。厥止热不退者，用大补阴丸。（《血证论》第六卷《失血兼见诸证·厥冷》）

喘息 肾虚喘息者，以气之根原于肾，失血家火甚水枯，不能化气，是以气短而喘，咳逆喘息，颊赤咽干，宜大补阴丸加牛膝、五味以潜降之。（《血证论》第六卷《失血兼见诸证·喘息》）

耳聋 若外感暴聋，总不外少阳一经。足少阳胆脉绕耳轮，手少阳三焦脉入于耳，邪气壅塞，听宫为其所掩。尺脉数者，宜大补阴丸，加磁石、菖蒲、肉苁蓉。（《血证论》第六卷《失血兼见诸证·耳病》）

痿废 痿者，足废不能行之谓，分五痿治之。肾气热则骨痿，腰脊不举，大补阴丸治之。（《血证论》第六卷《失血兼见诸证·痿废》）

遗精 失血家则多是火遗，即心肾不交，亦是水不济火，其为梦遗，十之八九。盖肝经火旺则魂不内守，恍惚有见。亦有无梦而遗，仍属相火之甚者，火甚则神不清，是以昏沉迷闷，不觉精之走失。此较有梦而遗者其火更甚，毋得误认为阳虚之证也。大补阴丸加生枣仁、牡蛎、龙骨、茯神治之。若气不摄精者，其人必见虚寒之状，不徒以有梦无梦为别也。（《血证论》第六卷《失血兼见诸证·遗精》）

时复 冬令属水，肾气主之。此时阴气坚凝，则阳气潜藏，龙雷不作。若阴气不足则阳气不潜，况此时阳气皆入于内，人身阴虚者既多内热，加以阳气入内，两热相合，致失冬令寒热之象，此与冬行夏令无异，是以火迫血动而复发也。治法宜滋肾阴，泄内热，使其阴凝阳秘，复成为大冬之令，斯病愈矣。已动血者，玉女煎加蒲黄、丹皮、苏木，继服大补阴丸、六味丸以收功。（《血证论》第六卷《失血兼见诸证·时复》）

房劳复 血之运行听命于气，气乃先天肾水之中一点生阳，静而复动，化生精血。若以房劳伤其精血，则水虚而火发，气动而血

升，乌在其病之不发乎？火盛者，大补阴丸加鹿胶、桑螵蛸、海螵蛸治之。(《血证论》第六卷《失血兼见诸证·房劳复》)

麦冬养荣汤

【组成】人参三钱　麦冬三钱　五味一钱　当归三钱　白芍三钱
生地三钱　知母二钱　陈皮三钱　黄芪三钱　甘草一钱

【方解】壮火食气，则气热而血失所养，故用麦冬、知母以清火。火清气平则阳不乘阴，血于是安，故亦名养荣。人参养荣汤所以用远志、桂尖者，助心火以化血。此汤所以用知母、寸冬者，清胃火以宁血也。

【主治】唾血、痢疾、发渴。

唾血　脾能统血，则血自循经而不妄动，今其血走泄胃中，为唾而出，是脾之阴分受病，而失其统血之常也。若是脾经阴虚，脉细数，津液枯，血不宁者，麦冬养荣汤加蒲黄、阿胶，滋利脾阴之要药。(《血证论》第二卷《血上干证治·唾血》)

痢疾　胃为邪热浊气所攻踞，其清和之津尽化而为浊滞，下注于大肠则为痢，停聚胃中则拒不纳食。痢证宜滑以去着，涩乃所忌，且胃中浊滞，非洗涤变化不为功。麦冬养荣汤出入加减，庶可以洗胃变津，为开胃进食之良法。(《血证论》第四卷《血下泄证治·便脓》)

发渴　津液虽生于肾，布于肺，而实赖胃中之水谷以滋其化源。胃中虚热则津不生，麦冬养荣汤治之。(《血证论》第六卷《失血兼见诸证·发渴》)

养真汤

【组成】人参三钱　白术三钱　云苓三钱　甘草钱半　山药三钱
莲米三钱　麦冬三钱　五味八分　黄芪三钱　白芍三钱

【方解】煎去头煎，只服二三煎，取燥气尽去，遂成甘淡之味。盖土本无味，无味即为淡，淡即土之正味也。此方取淡以养脾，深得其旨。

【主治】吐血。

吐血 且脾与肝肾滋阴之法亦各不同。若脾阴虚，脉数身热，咽痛声哑，《慎柔五书》用养真汤煎去头煎，止服二三煎，取无味之功以补脾，为得滋养脾阴之秘法。(《血证论》第二卷《血上干证治·吐血》)

清燥养荣汤

【组成】知母三钱　花粉三钱　当归三钱　白芍三钱　生地三钱　陈皮二钱　甘草一钱　灯心一钱

【主治】吐血。

吐血 脾与肝肾滋阴之法亦各不同。《内经》之旨，谓脾主消磨水谷，肝胆之气寄在胃中，以疏泄水谷。西医则云，谷入于胃，有甜肉汁来往以化之，又苦胆汁注于小肠以化之，与胃津合并化其谷食。《内经》所言，化谷以气；西医所言，化谷以汁，有此气自有此汁。吾于滋胃汁，每用甘露饮、清燥养荣汤、叶氏养胃汤。(《血证论》第二卷《血上干证治·吐血》)

叶氏养胃汤

【组成】麦冬三钱　扁豆三钱　玉竹三钱　甘草一钱　沙参三钱　桑叶三钱

【方解】清平甘润，滋养胃阴，在甘露饮、救肺汤之间。

【主治】吐血、喘息。

吐血 吾于滋胃汁，每用甘露饮、清燥养荣汤、叶氏养胃汤。(《血证论》第二卷《血上干证治·吐血》)

喘息 血虚则火盛无制，心乘肺金，金气不行，不能运布，水津留于胸中，津液尽化为痰。咳嗽不已，日久成痨，经所谓传为息贲，则不能治，谓喘息也。叶氏养胃汤加熟地、五味、云苓。(《血证论》第六卷《失血兼见诸证·喘息》)

人参固本汤

【组成】人参三钱　熟地三钱　生地三钱　白芍三钱　天冬三钱　五味五分　知母二钱　陈皮三钱　麦冬三钱　炙草一钱

【方解】此方滋养肺胃，兼输肾水。名曰固本，谓胃为肺之本，肺为肾之本，而肾又为生气之本。三脏互相灌溉，则根本固而虚热清，蒸热、咳喘、回食诸症自然不生。

【主治】吐血、脾胃痛、劳复。

吐血　脾与肝肾，滋阴之法亦各不同。若脾阴虚，脉数身热，咽痛声哑，《慎柔五书》用养真汤煎去头煎，止服二三煎，取无味之功以补脾，为得滋养脾阴之秘法。《内经》之旨，谓脾主消磨水谷，肝胆之气寄在胃中，以疏泄水谷。西医则云，谷入于胃，有甜肉汁来往以化之，又苦胆汁注于小肠以化之，与胃津合并化其谷食。《内经》所言，化谷以气；西医所言，化谷以汁，有此气自有此汁。滋脾汁，用人参固本汤、炙甘草汤去桂枝加白芍。（《血证论》第二卷《血上干证治·吐血》）

脾胃痛　脓血既去之后，则脏腑空虚。见火象者，人参固本汤加黄芪、茯苓以清补之。（《血证论》第二卷《血上干证治·吐脓》）

劳复　静则气平而生阴，动则气躁而生阳，烦热、喘咳随之而作。失血病因劳动而复发者十之五六，亟宜调息瞑目，以收敛浮动之气，使阴生阳秘，而血乃不复动矣。人参固本汤加蒲黄、苏木治之。（《血证论》第六卷《失血兼见诸证·劳复》）

炙甘草汤

【异名】一名复脉汤。

【组成】人参二钱　地黄二两六钱　麦冬八钱　阿胶二钱　芝麻五钱　炙草四钱　大枣三枚　桂枝三钱　生姜三钱　清酒一两

【方解】此方为补血之大剂。乡先辈杨西山此方极戒加减，惜未能言明其义。余按此方，即中焦受气取汁，变化而赤是为血之义。姜、枣、参、草中焦取汁，桂枝入心化气，变化而赤。然桂性辛烈能伤血，故重使生地、麦冬、芝麻以清润之，使桂枝雄烈之气变为柔和，生血而不伤血。又得阿胶潜伏血脉，使输于血海，下藏于肝。合观此方，生血之源，导血之流，真补血之第一方，未可轻议加减也。时方养荣汤亦从此套出。第养荣汤较温，此方多用生地、麦冬则变为平剂，专滋生血脉。若催乳则无须桂枝，若去桂加枣仁、远志则更不辛烈，若加丹皮、桃仁则能清心化血，加炒栀又是清心凉血之剂，加五味则兼敛肺金。此虽加减而仍不失仲景遗意，又何不可。

【主治】吐血、虚悸、疮血、月经过少、崩漏、产后血晕、经闭、子悬。

吐血　滋脾汁，用人参固本汤、炙甘草汤去桂枝加白芍。（《血证论》第二卷《血上干证治·吐血》）

虚悸　有肝经血脉大损，虚悸脉代者，法宜大生其血，宜仲景炙甘草汤大补中焦，受气取汁。并借桂枝入心，化赤为血，使归于肝，以充百脉，为补血第一方。（《血证论》第二卷《血上干证治·吐血》）

疮血　诸疮既溃，属于虚损，宜固元以益气。若脓清者是血虚，脓为血所化，血少故脓清，炙甘草汤加黄芪治之。（《血证论》第三卷《血外渗证治·疮血》）

月经过少　血虚者，行经太少，以及干枯淡薄，诸虚证犹杂出难言。审系胃虚，阳明冲任之血不足者，经水必淡，只有水浆而少鲜血，炙甘草汤酌而用之，以补生血之源，而血虚可治矣。（《血证论》第四卷《血下泄证治·经血》）

崩漏　古名崩中，谓血乃中州脾土所统摄，脾不摄血，是以崩溃，名曰崩中，示人治崩必治中州也。月经名曰信水，以五行惟土主信，土旺则月水有信，土虚则失信而漏下，甚则崩中矣。治法总以治脾为主，或劳倦伤脾，或思虑饥饱伤脾，脾虚不摄，炙甘草汤皆经补益之药，可以加减用之。（《血证论》第四卷《血下泄证治·

崩带》)

产后血晕　由血随气上，迷乱心神，故眼前生花，甚者闷绝口噤，神昏气冷。有下血过多而晕者属虚，但昏闷烦乱而已，法当补血，宜炙甘草汤及八珍汤加枣仁、龙骨、朱砂、丹皮。(《血证论》第四卷《血下泄证治·产血》)

经闭　室女血枯，名为童痨。室女正当血盛之时，而乃经少血枯，以致骨蒸肌热，面色枯白，两颧发赤，懒于饮食，皮干消瘦，咳嗽喘息。此宜大滋其血之化源，使血骤生而诸病乃退，炙甘草汤主之。(《血证论》第五卷《血中瘀证治·经闭》)

子悬　有孕七八月，产母血虚，胎无所养，上行求食者，但用下降之药不能治也。宜大补其血，炙甘草汤去桂枝，加怀药、枣仁治之。(《血证论》第五卷《血中瘀证治·胎气》)

脏连丸

【组成】熟地五钱　山萸三钱　山药三钱　云苓三钱　泽泻三钱丹皮三钱　黄连二钱

【用法】入猪大脏肠内，同糯米蒸熟，去米，捣肠与药为丸，淡盐汤下。

【主治】便血。

便血　凡肠风脏毒下血过多，阴分亏损，久不愈者，肾经必虚。宜滋阴脏连丸，启肾阴以达大肠最妙。(《血证论》第四卷《血下泄证治·便血》)

断红丸

【组成】鹿茸三钱　附子二钱　当归五钱　续断三钱　黄芪五钱阿胶三钱　侧柏叶三钱

【用法】醋丸。

【主治】便血。

便血　若系虚损不足，下血过多，脾气不固，肾气不强，面色痿黄，手足清厥，六脉微弱虚浮者，宜大补肝、脾、肾三经，人参养荣汤补脾，胶艾四物汤加巴戟、甘草补肝，断红丸补肾，此即黄土汤主用附子之义也。(《血证论》第四卷《血下泄证治·便血》)

保元汤

【组成】 人参三钱　黄芪三钱　黑枣三钱　炙甘草二钱　煨姜三片

【方解】 草与黑枣大补中土，再加煨姜以温之，黄芪以鼓之，人参以滋之。总使土气冲和，上生肺金，肺阳布护，阴翳自消，一切寒怯虚悸之症自除。此为温补肺阳法，与上滋肺阴法，为一寒一热之对子。

【主治】 吐血、咳血。

吐血 陈修园谓血虽阴类，运以阳和，心肺之阳一宣，如日月一出，爝火无光，诸般邪热俱除，血自不扰而循经矣。故又有温补肺阳之法，用保元汤，甘温除大热，使肺阳布濩，阴翳自消。设有痰饮咳嗽者，加五味、杏仁。(《血证论》第二卷《血上干证治·吐血》)

咳血 无痰无血，但是气呛作咳，乃失血家真阴虚损，以致肺气不敛，肾气不纳，其病至重，最为难治。若肺肾之阳俱虚，元气不支，喘息困惫者，则宜用保元汤加五味。(《血证论》第二卷《血上干证治·咳血》)

六君子汤

【组成】 人参三钱　白术三钱　云苓三钱　甘草二钱　陈皮三钱
半夏三钱

【方解】 四君子补胃和中，加陈皮、半夏以除痰气。肺之所以有痰饮者，皆胃中之水不行，故而冲逆，治胃中即是治肺。

【主治】 吐血、咳血、脾胃痛、创血、痢疾、崩漏、血臌、子呛、子悬、痨瘵、多睡、痰饮、水肿、口淡、淋浊、泄泻、食不化。

吐血 陈修园谓血虽阴类，运以阳和，心肺之阳一宣，如日月一出，爝火无光，诸般邪热俱除，血自不扰而循经矣。设有痰饮咳嗽者，六君汤加炮姜、五味。

咳血　失血之人多是阴虚火旺，亦有一二属肺经虚寒者。《内经》云：形寒饮冷则伤肺。肺恶寒，多漩唾上气，可用六君子为主，再加当归、白芍、炮姜、五味，则于止咳止血皆宜。脾经虚寒，痰动咳嗽者，此方亦宜。（《血证论》第二卷《血上干证治·吐血》）

脾胃痛　由湿热酒毒，七情之火内蕴而成，故无发表之法。脓血既去之后则脏腑空虚，若现虚寒之象，则用六君子汤加黄芪、当归、煨姜以温补之。（《血证论》第二卷《血上干证治·吐脓》）

创血　刀伤溃烂，与疮同治，血凝不散，为气所蒸则化而成脓。血者阴也，气者阳也，阴从阳化，故脓似水。以气之所化即为水也，而又非水者，则以其为血所化，仍不失血之本质，故稠浊似水，实则水与血交并而成形者也。故凡去脓之药即是去水之药，而提脓之药又即是干水之药。内服六君子汤加当归、赤豆芽治之，外敷化腐生肌散，提脓加龙骨，生肌加珍珠。（《血证论》第三卷《血外渗证治·创血》）

痢疾　审其病后有虚寒者，六君子加当归、炒干姜、白芍。（《血证论》第四卷《血下泄证治·便脓》）

崩漏　古名崩中，谓血乃中州脾土所统摄，脾不摄血，是以崩溃，名曰崩中，示人治崩必治中州也。月经名曰信水，以五行惟土主信，土旺则月水有信，土虚则失信而漏下，甚则崩中矣。治法总以治脾为主，或劳倦伤脾，或思虑饥饱伤脾，脾虚不摄，六君子脾经补益之药，可以加减用之。（《血证论》第四卷《血下泄证治·崩带》）

血臌　血臌之证，胁满小腹胀满，身上有血丝缕，烦躁漱水，小便赤，大便黑，腹上青筋是也。医书俱云是妇人之病，唯喻嘉言谓男子恒有之。面色萎黄，有蟹爪纹路，脉虽虚极，而步履如故，多怒善忘，口燥便秘，胁胀腹疼。迨胀之既成，腹大如箕，遂不可救。治之之法，以六君子汤加干姜、川芎、防己为末，陈米、荷叶

煎汤泛丸，白汤下，执中央以运四旁法也。(《血证论》第五卷《血中瘀证治·血臌》)

子呛 胎中之水上泛为痰，冲肺作咳，以致子呛者，于法又宜去水。六君子汤加五味、炮姜、细辛治之。(《血证论》第五卷《血中瘀证治·胎气》)

子悬 胎气上逼，悬塞心胸，亦分水分、血分二者。水分之病，由于气虚水泛为痰，壅凑其胎，浊气上逆，脉必沉滑迟弱，六君子汤加枳壳、紫苏、腹毛①、川芎、香附治之。(《血证论》第五卷《血中瘀证治·胎气》)

痨瘵 痨虫之生由瘀血所化，而痨虫既生，蚀人精血，人之正气日以消耗。不治其虚，但杀其虫，病终不能愈也。既杀虫后，但当滋补其虚，阳虚者十之二三，六君子汤主之。(《血证论》第六卷《失血兼见诸证·痨瘵》)

多睡 有昏沉多睡之症，在杂病为邪入阴分，在失血虚痨，乃血脱之后，元气不支，是以昏睡。寤属阳，故不寐为阳虚，若身体沉重，倦怠嗜卧者，乃脾经有湿，六君子汤加防己、薏苡仁治之。(《血证论》第六卷《失血兼见诸证·卧寐》)

痰饮 饮由水气停蓄，其责在于膀胱。若膀胱之水因寒上泛，胸腹辘辘有声，喉中潮响，咳嗽哮吼等，此为土不治水，肺受其愆，六君子汤治之。(《血证论》第六卷《失血兼见诸证·痰饮》)

水肿 大腹胀满者，宜从脾治之，补土利水，则水行而土敦，六君子汤加苡仁、防己主之。(《血证论》第六卷《失血兼见诸证·肿胀》)

口淡 是胃虚，六君子汤随寒热加减治之。(《血证论》第六卷《失血兼见诸证·口舌》)

淋浊 有中气虚弱，小便滴在地上即变色者，宜六君子治之。(《血证论》第六卷《失血兼见诸证·淋浊》)

泄泻 寒泄者，腹中切痛，雷鸣鸭溏，下利清白色，六君子汤

---

① 腹毛：即大腹毛，槟榔成熟果实的果皮。未成熟果实的果皮称大腹皮。

加姜、附治之。(《血证论》第六卷《失血兼见诸证·泄泻》)

食不化 凡食不化者，责之于脾，六君子汤主之。(《血证论》第六卷《失血兼见诸证·饮食》)

食不化 食入良久，翻胃吐出，或不化而飧泄者，为脾不磨食，六君子汤加肉豆蔻、补骨脂、吴茱萸、五味子治之。(《血证论》第六卷《失血兼见诸证·饮食》)

香砂六君子汤

【组成】① 人参一钱　白术二钱　茯苓二钱　甘草十分　陈皮八分半夏一钱　砂仁八分　木香七分

【用法】加生姜二钱，水煎服。

【方解】治疗气虚痰饮，呕吐痞闷，脾胃不和，变生诸证者。柯韵伯曰：经曰壮者气行则愈，怯者着而为病。盖人在气交之中，因气而生，而生气总以胃气为本。食入于阴，长气于阳，昼夜循环，周于内外。一息不运，便有积聚，或胀满不食，或生痰留饮，因而肌肉消瘦，喘咳呕哕，诸症蜂起而神机化绝矣。四君子，气分之总方也。人参致冲和之气，白术培中宫，茯苓清治节，甘草调五脏，诸气既治，病安何来。然拨乱反正，又不能无为而治，必举夫行气之品以辅之，则补品不至泥而不行，故加陈皮以利肺金之逆气，半夏以疏脾土之湿气，而痰饮可除也，加木香以行三焦之滞气，缩砂以通脾肾之元气，膹郁可开也。四君得四辅而补力倍宣，四辅有四君而元气大振，相须而益彰者乎。

【主治】吐血、恶阻、泄泻。

吐血 若果脾阳不旺，不能磨化水谷者，则用六君子加香砂以燥之。(《血证论》第二卷《血上干证治·吐血》)

恶阻 胎中之水火上逆入胃故也。冲任乃胞脉，皆上属于阳明，阳明之气下行为顺，今因有胎，子宫收闭，冲气不得下泄，转

---

① 本方组成、用法、方解原无，据《古今名医方论》补。

而上逆，挟胞中之水以干胃土，则为痰水上溢，因而呕吐。治宜调胃利痰，香砂六君子汤治之。水降则气降，胃得安而不呕吐矣。(《血证论》第五《卷血中瘀证治·胎气》)

泄泻 飧泄者，米谷不化，香砂六君子治之。(《血证论》第六卷《失血兼见诸证·泄泻》)

天魂汤

【组成】 甘草二钱　桂枝三钱　茯苓三钱　干姜一钱　人参三钱　附子二钱

【方解】 火为阳，而阳生于肝脾，脾陷而肝木不生，温气颓败，则阳无生化之原，此方补之。

【主治】 吐血。

吐血 又有宜补肾阳者，肾为水脏而内含阳气，是为命火。此火上泛则为雷龙之火，下敛则为元阳之气。引雷龙之火以归根，则无上热下寒、头晕腰痛、肿喘癃闭之证。如不须化水，但须补阳者，则用黄氏天魂汤，是从仲景附子汤套出，虽不及附子汤力量之厚，较附子汤药尤纯和。血家忌刚燥，间有宜补元阳者，亦以此等为佳。(《血证论》第二卷《血上干证治·吐血》)

黄芪建中汤

【组成】① 桂枝二钱　白芍四钱　甘草二钱　红枣三枚　生姜三片　饴糖一两　黄芪一两半

【方解】 虚劳里急诸不足者，五脏阴精、阳气俱不足也，故用姜、桂辛温以生阳，用芍、饴酸甘以生阴，大枣、甘草纯甘以补中。使中宫建立，则阳气化而上行，阴气化而下降。细按此方，乃建胃滋脾、以阳生阴之法。归脾汤从此方重浊处套出，补中汤从此方轻清处套出。

---

① 本方组成、方解原无，摘自本书小建中汤方，黄芪一两半据《金匮要略》补。

【主治】疮血。

疮血　诸疮既溃，属于虚损，宜固元以益气。又审脓干者其气虚，盖气既是水，气不足，故水少而干。且气既不足则不能送脓外出，故留滞而结脓管，黄芪建中汤重加银花、赤豆芽、当归治之。（《血证论》第三卷《血外渗证治·疮血》）

内补黄芪汤

【组成】① 黄芪盐水拌炒，二钱　熟地黄酒拌　人参　茯苓　甘草炙，各五分　芍药炒　川芎　官桂　远志去心，炒　当归酒拌，各八分　麦门冬去心，五分

【方解】吴谦等《医宗金鉴》曰：内补黄芪汤治溃疡口干。此方以十全大补汤内去白术，加远志、麦门冬。去白术者避其燥能伤津也。加远志、麦门冬者，以生血、生津也。如痛者加乳香、没药以定痛，硬者加穿山甲、皂角刺以消硬也。以上凡痈疽溃后诸虚者，当随证酌用之。

【主治】疮血。

疮血　诸疮既溃，属于虚损，宜固元以益气，内补黄芪汤主之。（《血证论》第三卷《血外渗证治·疮血》）

补中益气汤

【组成】黄芪三钱　人参三钱　炙草一钱　白术三钱　当归三钱　陈皮一钱　升麻一钱　柴胡二钱　生姜三钱　大枣三枚

【方解】柯韵伯曰：阳气下陷阴中，谷气不盛，表证颇同外感。用补中之剂，得发表之品而中益安；用益气之剂，赖清气之品而气益倍。此用药相须之妙也。是方也，用以补脾，使地道卑而上行，亦可以补心肺。损其肺者益其气，损其心者调其营卫也。亦可以补肝，木郁则达之也。惟不宜于肾，阴虚于下不宜升，阳虚于下者更

---

① 本方组成、方解原无，据《医宗金鉴》补。

不宜升也。

【主治】食不化、便血、崩漏、转胞、多睡。

食不化　若果脾阳不旺，不能磨化水谷者，补中汤从建中汤轻清处用意。（《血证论》第二卷《失血上干证治·吐血》）

便血　先便后血为远血，谓其血在胃中，去肛门远，故便后始下，因名远血，即古所谓阴结下血也，黄土汤主之。黄土名汤，明示此证系中宫不守，血无所摄而下也。普明子谓此证必脉细无力，唇淡口和，四肢清冷，时医多用补中益气汤以升提之，皆黄土汤之意。（《血证论》第四卷《血下泄证治·便血》）

崩漏　崩中虽是血病，而实则因气虚也。气下陷则水随而泻，水为血之倡，气行则水行，水行则血行。宜服补气之药以升其水，水升则血升矣，补中益气治之。（《血证论》第四卷《血下泄证治·崩带》）

转胞　小便不通者，气不足也。气化则水能出，今小便点滴不通，是胞系下压其尿窍故也。究其所以下压尿窍之故，则因肾气不足，不能举胎而上，此名转胞。又或胃气不足，不能升提其胎，补中益气汤主之。（《血证论》第五卷《血中瘀证治·胎气》）

多睡　有昏沉多睡之症，在杂病为邪入阴分，在失血虚痨，乃血脱之后，元气不支，是以昏睡。寤属阳，故不寤为阳虚。若身体沉重，倦怠嗜卧者，乃脾经有湿，补中益气汤治之。（《血证论》第六卷《失血兼见诸证·卧寐》）

人参养荣汤

【组成】人参三钱　黄芪三钱，炙　白术三钱　甘草钱半　当归三钱　熟地四钱　大枣三钱　生姜三片　远志一钱　桂心一钱　陈皮二钱　白芍三钱　云苓三钱　五味子一钱

【方解】此方即中焦取汁，奉心化赤以为血之义。参、芪、术、草、大枣大补中焦。中焦谷化则汁益生，故加陈皮以化谷。中焦水停则谷不化，故加姜、苓以别水。水谷既化，中焦之汁自生矣。再

用归、地多汁以引其汁，凡系妇人催乳，用此足矣。若必令其奉心化血，则宜加芍、味以敛之，使荣行脉中而不外散。加桂心、远志启导心火以助其化赤之令。补中者，开血之源也；导心者，化血之功也；敛脉者，成血之用也。此心火不足之治法，与炙甘草汤、建中汤相近。

【主治】 吐血、疮血、刀伤、便血、痢疾、月经过少、崩漏、发热、心烦、多睡、惊悸。

吐血 其有心经火虚不能生血，瘦削悸怯，六脉细弱，宜用人参养荣汤，补脾胃以补心。《内经》云：中焦受气取汁，变化而赤，是为血。是汤补心化血，以奉周身。名养荣者，专主以阳生阴，和畅荣血。凡气血两虚，变见诸证，皆可服也。（《血证论》第二卷《血上干证治·吐血》）

吐血 吐血之后亦有元阳大虚者，又不得拘守清凉。故吐血家审其血亡而气亦随亡，与阳气不能摄血者，养荣汤亦所宜用。（《血证论》第三卷《血外渗证治·疮血》）

疮血 诸疮既溃，属于虚损，宜固元以益气。若脓清者是血虚，脓为血所化，血少故脓清，养荣汤治之。（《血证论》第三卷《血外渗证治·疮血》）

刀伤 刀伤乃是气分之血，故宜补气以生血，气达患处乃能生肌，气充肌肤乃能行血，与治内证者不同。其有气虚不能统血，气寒不能生血者，宜养荣汤以固气者固血，吐血家亦间用此等药物。（《血证论》第三卷《血外渗证治·创血》）

便血 先便后血为远血，谓其血在胃中，去肛门远，故便后始下，因名远血，即古所谓阴结下血也。若系虚损不足，下血过多，脾气不固，肾气不强，面色痿黄，手足清厥，六脉微弱虚浮者，宜大补肝、脾、肾三经。人参养荣汤补脾，胶艾四物汤加巴戟、甘草补肝，断红丸补肾。（《血证论》第四卷《血下泄证治·便血》）

痢疾 审其病后有虚寒者，人参养荣汤。（《血证论》第四卷《血下泄证治·便脓》）

月经过少 血虚者，行经太少，以及干枯淡薄，诸虚证犹杂出难言。审系胃虚，阳明冲任之血不足者，经水必淡，只有水浆而少鲜血，养荣汤酌而用之，以补生血之源，而血虚可治矣。（《血证论》第四卷《血下泄证治·经血》）

崩漏 古名崩中，谓血乃中州脾土所统摄，脾不摄血，是以崩溃，名曰崩中，示人治崩必治中州也。月经名曰信水，以五行惟土主信，土旺则月水有信，土虚则失信而漏下，甚则崩中矣。治法总以治脾为主，或劳倦伤脾，或思虑饥饱伤脾，脾虚不摄，养荣汤脾经补益之药，可以加减用之。（《血证论》第四卷《血下泄证治·崩带》）

发热 血家发热，固多是真热假寒，然亦有真寒者。去血太多，气随血泄，以致中气去而不旺，元气损而不足，四肢厥冷，不思饮食，大便溏泻。此乃虚则生寒之证，法宜温补，养荣汤随宜用之。（《血证论》第六卷《失血兼见诸证·发热》）

心烦 有产后血虚，心烦短气者，虽同是心烦，然产血下行，气多虚脱，其血之虚皆由于气虚，故心烦而必兼短气，宜养荣汤以补气者生血，而心烦自愈。（《血证论》第六卷《失血兼见诸证·心烦》）

多睡 有昏沉多睡之症，在杂病为邪入阴分，在失血虚痨，乃血脱之后，元气不支，是以昏睡。寤属阳，故不寤为阳虚，人参养荣汤治之。（《血证论》第六卷《失血兼见诸证·卧寐》）

惊悸 悸者，惧怯之谓。心为君火，君火宣明则不忧不惧，何悸之有。心火不足则气虚而悸，血不养心则神浮而悸。仲景建中汤治心气虚悸，炙甘草汤治心血不足而悸。今则以养荣汤代建中，以归脾汤代炙甘草，一治气虚，一治血虚。（《血证论》第六卷《失血兼见诸证·惊悸》）

正元汤

【组成】 人参附子汁煮　黄芪川芎酒煮　山药干姜煮　白术陈皮煎　云苓肉桂煮　甘草台乌煮，各等份

【用法】 六药为末，盐汤下。

【方解】取火烈之品，治平和之药，雄烈之味既去，诚为温补少火之驯剂。

【主治】唾血、食不化。

唾血 有脾之阳气不旺，无以统运阴血，心战脉弱，四肢清冷，饮食不健，自汗身热者，正元丹治之。（《血证论》第二卷《血上干证治·唾血》）

食不化 若果脾阳不旺，不能磨化水谷者，如命门真火不能生土，吐利厥冷，阴火上冲，头面赤色，恶心逆满，用正元丹温补少火，而又无壮火食气之虞，是能得小建中之遗意者也。（《血证论》第二卷《血上干证治·吐血》）

天王补心丹

【组成】当归三钱　熟地黄五钱　生地黄三钱　远志一钱　人参三钱　丹参三钱　天门冬三钱　麦门冬三钱　元参三钱　桔梗钱半　酸枣仁三钱　柏子仁三钱　云茯苓三钱　五味子一钱

【方解】陈修园曰：心字篆文只是一倒火耳。火不欲炎上，故以生熟地补水，使水上交于心，以元参、丹参、二冬使火下交于肾，又佐参、苓以和心气，当归以生心血，枣仁以安心神，远志以宣其滞，五味以收其散，更假桔梗之浮为向导。心得所养，而何有健忘、怔忡、津液干枯、舌疮、秘结之苦哉。

【主治】吐血、喘息、不寐、健忘、痿废、时复。

吐血 心为君火，主生血，血虚火旺，虚烦不眠，怔忡健忘，淋遗秘结，神气不安，用天王补心丹启肾之水，上交心火，火不上炎则心得所养。心经水火不相济者，以此补水宁心。若心阳不收，汗出惊悸，以及心火不下交于肾，而为梦遗、尿赤等症者，再加龙骨、牡蛎、枣仁、莲心、浮麦等以敛戢之，此为心经血虚火旺之大法。（《血证论》第二卷《血上干证治·吐血》）

喘息 血虚则火盛无制，心乘肺金，金气不行，不能运布，水津留于胸中，津液尽化为痰。咳嗽不已，日久成痨，经所谓传为息

贲，则不能治，谓喘息也。天王补心丹治之。(《血证论》第五卷《血中瘀证治·经闭》)

不寐 心病不寐者，心藏神，血虚火妄动则神不安，烦而不寐。盖以心神不安，非痰即火，天王补心丹。(《血证论》第六卷《失血兼见诸证·卧寐》)

健忘 健忘者，适然而忘其事，尽心力思量不来。凡所言行，往往不知首尾，病主心、脾二经。盖心之官则思，脾之官亦主思。此由思虑过多，心血耗散而神不守舍，脾气衰惫而意不强，二者皆令人猝然忘事也。治法必先养其心血，理其脾气，以凝神定志之剂补之，亦当处以幽闲之地，使绝其思虑，则日渐以安也。若心经火旺者，是火邪扰其心神，治宜清火宁心，天王补心丹治之。(《血证论》第六卷《失血兼见诸证·健忘》)

痿废 痿者，足废不能行之谓，分五痿治之。心气热则脉痿，筋纵而不任地，天王补心丹加丹皮治之。(《血证论》第六卷《失血兼见诸证·痿废》)

时复 失血之病得于夏者，乃心经火旺，次逢夏月复发。若见烦热，即宜预服天王补心丹以养之。(《血证论》第六卷《失血兼见诸证·时复》)

朱砂安神丸

【组成】 朱砂一钱　黄连三钱　生地三钱　当归三钱　甘草二钱

【方解】 朱砂之重以镇怯，黄连之苦以清热，当归之辛以嘘血，更取甘草之甘以制黄连之太过，地黄之润以助当归所不及。合之养血清火，安镇心神，怔忡、昏烦不寐之症可以治之。

【主治】 吐血、大衄、子烦、心烦、不寐、怔忡、健忘。

吐血 心为君火，主生血，血虚火旺，虚烦不眠，怔忡健忘，淋遗秘结，神气不安。若不关水虚，但由本脏之血虚火旺者，则但用养血清心之药而已。朱砂安神丸泻心火，补心血，并安心神，凡怔忡、昏烦、不寐之症皆可治之。若心阳不收，汗出惊悸，以及心火不下交于肾，而为梦遗、尿赤等症者，再加龙骨、牡蛎、枣仁、莲心、浮麦等以敛戢之，此为心经血虚火旺之大法。（《血证论》第二卷《血上干证治·吐血》）

大衄　大衄者，九窍出血之名也。此非疫疠，即中大毒。人身止此九窍，而九窍皆乱，危亡之证，法在不治。惟有猝然惊恐而九窍出血者，可用朱砂安神丸加发灰治之。

子烦　子烦者，血虚也。血者心之所主，血足则心不烦。胎既耗血，胎中之火又上与心火相合，火扰其心，是以虚烦不能眠，朱砂安神丸治之。（《血证论》第五卷《血中瘀证治·胎气》）

心烦　吐血家其气上逆多是气实血虚，症见心烦，尤血不养心之甚者也。若再补其气，则气益甚而血益虚，心愈不得其安矣。治宜补血清火，朱砂安神丸治之。（《血证论》第六卷《失血兼见诸证·心烦》）

不寐　心病不寐者，心藏神，血虚火妄动则神不安，烦而不寐。盖以心神不安，非痰即火，余每用朱砂安神丸加茯苓、琥珀。（《血证论》第六卷《失血兼见诸证·卧寐》）

怔忡　俗名心跳，心为火脏，无血以养之则火气冲动，是以心跳。心中有痰者，痰入心中，阻其心气，是以心跳动不安。朱砂安神丸加龙骨、远志、金箔、牛黄、麝香治之。（《血证论》第六卷《失血兼见诸证·怔忡》）

健忘　健忘者，适然而忘其事，尽心力思量不来。凡所言行，往往不知首尾，病主心、脾二经。有痰涎留于心包，沃塞心窍，以致精神恍惚，凡事多不记忆者，朱砂安神丸加龙骨、远志、菖蒲、茯神、炒黄丹亦治之。失血家心脾血虚，每易动痰生火，健忘之证尤多。（《血证论》第六卷《失血兼见诸证·健忘》）

健忘　又凡心有瘀血，亦令健忘。《内经》所谓血在下如狂，血在上喜忘是也。夫人之所以不忘者，神清故也。神为何物，即心中数点血液湛然朗润，故能照物以为明，血在上则浊蔽而不明矣。凡失血家猝得健忘者每有瘀血，朱砂安神丸加桃仁、丹皮、郁金、远志。（《血证论》第六卷《失血兼见诸证·健忘》）

八珍汤

【组成】 四君子汤合四物汤。

【方解】 即上二方合用也。气血双补之平剂。

【主治】 刀伤、便脓、产后血晕、泄泻。

刀伤 刀伤去血过多，伤其阴分，此在吐衄则宜补血而抑气，以内证系血分之气，不可使气乘血也。刀伤乃是气分之血，故宜补气以生血，气达患处乃能生肌，气充肌肤乃能行血，与治内证者不同。其有气虚不能统血，气寒不能生血者，则宜八珍汤以固气者固血。（《血证论》第三卷《血外渗证治·创血》）

刀伤 刀伤溃烂，与疮同治，血凝不散，为气所蒸则化而成脓。血者阴也，气者阳也，阴从阳化，故脓似水。以气之所化，即为水也，而又非水者，则以其为血所化，仍不失血之本质，故稠浊似水，实则水与血交并而成形者也。故凡去脓之药即是去水之药，而提脓之药又即是干水之药。内服八珍汤加苡仁、木通，外敷化腐生肌散，提脓加龙骨，生肌加珍珠。（《血证论》第三卷《血外渗证治·创血》）

便脓 如血已化脓，便宜排脓，溃后属虚，宜补养生肌，八珍汤主之。（《血证论》第四卷《血下泄证治·便脓》）

产后血晕 由血随气上，迷乱心神，故眼前生花，甚者闷绝口噤，神昏气冷。有下血过多而晕者属虚，但昏闷烦乱而已，法当补血，宜八珍汤加枣仁、龙骨、朱砂、丹皮。（《血证论》第四卷《血下泄证治·产血》）

泄泻 风泄者，大便不聚，或带清血，八珍汤加粉葛、丹皮、防风、白芷。（《血证论》第六卷《失血兼见诸证·泄泻》）

十全大补汤

【组成】 即八珍汤加黄芪、肉桂。

【方解】 为温补气血之大剂。

【主治】血箭、便血、崩漏、厥冷。

血箭 从毛孔中流出一条血来，有似箭之射出，故名血箭。由心肺火盛，逼血从毛孔中出。血出过多，昏愦不省人事者，与吐衄血脱气散无异，十全大补汤可择用。（《血证论》第三卷《血外渗证治·血箭》）

便血 先便后血为远血，谓其血在胃中，去肛门远，故便后始下，因名远血，即古所谓阴结下血也。此症必脉细无力，唇淡口和，四肢清冷，用十全大补汤。（《血证论》第四卷《血下泄证治·便血》）

崩漏 治法总以治脾为主，或劳倦伤脾，或思虑饥饱伤脾，脾虚不摄，大虚者，宜十全大补汤加阿胶、续断、升麻、炮姜、枣仁、山萸肉，再用鱼肚、鹿角霜、莲米、姜、盐炖食，以调养之。（《血证论》第四卷《血下泄证治·崩带》）

厥冷 血家发热固多是真热假寒，然亦有真寒者。去血太多，气随血泄，以致中气去而不旺，元气损而不足，四肢厥冷，不思饮食，大便溏泻。此乃虚则生寒之证，法宜温补，十全大补汤。（《血证论》第六卷《失血兼见诸证·厥冷》）

当归补血汤

【组成】黄芪一两　当归五钱

【方解】此方以气统血，气行则血行。外充皮肤，则盗汗、身热自除。内摄脾元，则下血崩漏能止。

【主治】汗血、血箭、疮血、跌打血、发热、发渴、心烦。

汗血 气虚血少者，当归补血汤加桑皮、地骨皮、丹皮、蝉蜕、棕灰、黄芩、秦皮治之。（《血证论》第三卷《血外渗证治·汗血》）

血箭 从毛孔中流出一条血来，有似箭之射出，故名血箭。由心肺火盛，逼血从毛孔中出。血出过多，昏愦不省人事者，与吐衄血脱气散无异，当归补血汤可择用。（《血证论》第三卷《血外渗证

治·血箭》)

疮血 诸疮既溃，属于虚损，宜固元以益气。若脓清者是血虚，脓为血所化，血少故脓清，当归补血汤主之。(《血证论》第三卷《血外渗证治·疮血》)

跌打血 如流血不止者，恐其血泻尽则气散而死。去血过多，心神不附，则烦躁而死，宜用当归补血汤加枣仁、人参、朱砂、白蜡、茯神、甘草治之，外用人参为末，珍珠、血竭、象皮末掺之。(《血证论》第三卷《血外渗证治·跌打血》)

产后发热 若去血过多，烦躁口渴，面赤身热者，当归补血汤治之。(《血证论》第四卷《血下泄证治·产血》)

发热 有瘀血发热者，瘀血在肌肉则翕翕发热，证象白虎，口渴心烦，肢体刺痛。宜当归补血汤合甲己化土汤，加桃仁、红花、柴胡、防风、知母、石膏。(《血证论》第六卷《失血兼见诸证·发热》)

发渴 血虚发渴者，血为阴，气为阳，血少则气多，阳亢无阴汁以濡之，故欲饮水也。法宜补血，血足则气不热矣。当归补血汤加花粉、苎麻根、玉竹、麦冬。(《血证论》第六卷《失血兼见诸证·发渴》)

心烦 产后血虚，心烦短气者，虽同是心烦，然产血下行，气多虚脱，其血之虚皆由于气虚，故心烦而必兼短气，当归补血汤以补气者生血，而心烦自愈。(《血证论》第六卷《失血兼见诸证·心烦》)

五、 杂治方

大秦艽汤

【组成】生地三钱　熟地三钱　川芎一钱　当归三钱　白芍三钱白术三钱　云苓三钱　甘草一钱　秦艽二钱　羌活二钱　独活钱半　防风三钱　白芷二钱　细辛五分　黄芩三钱

【主治】痉病。

痉病 手足抽掣，口目斜引者，少阳经病也。伤寒中风，用大秦艽汤，此方风药虽多，尚兼滋补，血家病此亦可借用。再加阿胶、羚羊角、人参、天花粉以柔润息风，则与血家更宜。(《血证论》第六卷《失血兼见诸证·痉掣》)

柴胡荆芥汤

【组成】川柴胡八钱，一要真者，不辛散只清香，升发而已。如无真者，以青蒿、荷叶、苏梗代之 荆芥一钱半，生用 竹茹三钱 银花二钱 连翘二钱 白芍三分 杏仁三分 桔梗三分 青木香一钱 黄芩二钱 甘草一钱 (《痢证三字诀》)

【用法】上药用水三茶碗先煎各味，至四五沸，再入荆芥煎三沸，去渣温服，微汗出则外热自退，痢证亦减。(《痢证三字诀》)

【方解】柴胡荆芥汤，痢证有寒热表里兼治者。(《痢证三字诀》)

【主治】痢疾。

痢疾 痢证初起而发热恶寒者，乃内有郁热，外感风寒，寒能闭火，风能煽热。互相蒸发是生寒热，宜兼疏其表，用柴胡荆芥汤。(《痢证三字诀》)

人参败毒散

【组成】人参 羌活 独活各一钱 川芎八分 川柴胡三钱，如无真者，以青蒿、荷叶代 前胡二钱 桔梗二钱 茯苓二钱 枳壳一钱 生甘草一分 (《痢证三字诀》)

【方解】人参败毒散，治外感有寒兼发痢者。此方今人最尚，然皆散寒利水之药，非痢证勿合之方也，必加黄芩乃能清内热，再加白芍乃能平肝疏土。凡痢初起而外有寒热者亦可用此发散之，用水二碗，煎取一碗服之。(《痢证三字诀》)

【主治】痢疾。

痢疾 痢证初起而发热恶寒者，乃内有郁热，外感风寒，寒能

闭火，风能煽热。互相蒸发是生寒热，宜兼疏其表，人参败毒散加黄芩亦效。(《痢证三字诀》)

银菊散

【组成】银花三钱　白菊三钱　连翘二钱　生白芍三钱　杏仁三钱, 研, 去皮尖　桔梗三钱　栀子二钱　木香一钱　牛蒡子三钱　甘草一钱 (《痢证三字诀》)

【用法】用水三茶碗，煎取碗半。服如有宿食，加生大黄五钱。(《痢证三字诀》)

【方解】治白痢，主肺气。银菊散治白痢之轻药也。(《痢证三字诀》)

【主治】痢疾。

痢疾　治白痢，主肺气，轻病用银菊散。(《痢证三字诀》)

清瘟败毒散

【组成】石膏八钱　知母三钱　生地五钱　犀角一钱　黄连三钱　栀子三钱　桔梗三钱　黄芩三钱　赤芍三钱　元参三钱　连翘二钱　丹皮三钱　甘草一钱　竹叶三钱

【主治】痢疾、暑疫。

痢疾　胃为邪热浊气所攻踞，其清和之津尽化而为浊滞，下注于大肠则为痢，停聚胃中则拒不纳食。清火补胃，清瘟败毒饮出入加减，庶可以洗胃变津，为开胃进食之良法。(《血证论》第四卷《血下泄证治·便脓》)

暑疫　疫者，四时不正、恶戾臭秽之气触人为病，病气又能传染，是名曰疫。沉冬则无，夏秋常有。其气触人，皆从口鼻而入，内伏脏腑之中，发作则壮热头痛，变疟动痢，狂躁肿急，不一其形。虽有外证，不得发表，但解其里，则表气自和，清瘟败毒饮加酒大黄治之。

大清凉散

【组成】木通一钱　泽兰二钱　车前子三钱　甘草梢一钱　白僵蚕三钱　金银花二钱　蝉蜕五钱　全蝎一钱　川黄连二钱　炒栀子三钱　五味子五钱　龙胆草二钱　当归三钱　生地三钱　天门冬三钱　麦门冬三钱　牡丹皮三钱　黄芩三钱　知母三钱　黄酒三钱　蜂蜜三钱　童便一杯　泽泻三钱

【方解】诸药清热利水，使瘟毒伏热从小便去。妙三虫引药及酒达于外，使外邪俱豁然而解，是彻内彻外之方。

【主治】痢疾、舌病、暑疫。

痢疾　若热已奔迫大肠者，毋庸更从外解，急开支河，从小便而顺导之。大清凉散药彻内外，最有力。(《血证论》第四卷《血下泄证治·便脓》)

舌病　凡舌肿、舌裂、痛疮等症均是心脾火毒，大清凉散治之。(《血证论》第六卷《失血兼见诸证·口舌》)

暑疫　暑者，湿热合气之谓也。热蒸则湿动，湿郁则热遏，湿热合化，是为暑气。《月令》所谓土润溽暑，此之谓矣。热甚则心烦口渴，脉数尿赤，湿甚则泄痢肿满，喘急闭闷，病状不一，总系热湿二气而已。血家阴虚，湿热之邪尤易感受，宜统以大清凉饮治之，湿甚者再加防己。

三黄酒

【组成】黄连一钱　黄芩三钱　生大黄二钱 (《痢证三字诀》)

【用法】用好烧酒二碗，煎成一碗，徐徐咽下。如不饮酒者用水一碗，加酒一杯煎服，徐咽，呕吐止即勿服。(《痢证三字诀》)

【方解】三黄酒治痢证发呕吐者。(《痢证三字诀》)

【主治】痢疾呕吐。

痢疾呕吐　痢证呕吐是火逆拂郁，宜三黄酒止呕，呕止即进食，此非真噤口也。唯不呕不食，舌上无津，是为真噤口。(《痢证三字诀》)

霹雳散

【组成】生大黄一钱　黄连二钱　黄芩三钱　吴茱萸一钱（《痢证三字诀》）

【用法】用水二碗，煎取一碗，先取半碗得快利即止勿服。如不快利再服一次，此药只可服一二次，不可多服。（《痢证三字诀》）

【主治】痢疾。

痢疾　霹雳散治痢证胀闭，有宿食、发呕等症。（《痢证三字诀》）

防风通圣散

【组成】大黄钱半　芒硝三钱　防风三钱　荆芥二钱　麻黄一钱　炒栀子三钱　白芍三钱　连翘一钱　川芎一钱　当归三钱　甘草一钱　桔梗二钱　石膏三钱　滑石三钱　薄荷一钱　黄芩三钱　白术三钱

【方解】吴鹤皋曰：防风、麻黄解表药也，风热之在皮肤者，得之由汗而泄。荆芥、薄荷清上药也，风热之在颠顶者，得之由鼻而泄。大黄、芒硝通利药也，风热之在肠胃者，得之由后而泄。滑石、栀子水道药也，风热之在决渎者，得之由尿而泄。风注于膈，肺胃受邪，石膏、桔梗清肺胃药也，而连翘、黄芩又所以祛诸经之游火。风之为患，肝木主之，川芎、归、芍和肝血也，而甘草、白术所以和胃气而健脾。

此方除硝、黄名双解散，谓表里两解，卫营俱和也。本方名通圣散，极言功用之妙耳。余按：此方治表里实热，外无汗，内便坚之症。无论何证，通治一切，亦不但治中风也。

【主治】目衄、肺痈、痢疾、耳聋。

目衄　太阳经有风热，则大眼角生血筋胬肉，或微渗血点。外治总以血筋胬肉之法治之，内服防风通圣散去麻黄、大黄、芒硝，再服防风归芎汤调之。（《血证论》第二卷《血上干证治·目衄》）

肺痈　其未成脓者，如病势猛勇，急须外攘内除，则用防风通

圣散。(《血证论》第二卷《血上干证治·吐脓》)

痢疾 仲景云：阳明病，脉数下不止，必协热而便脓血。少阴病，下利便脓血者，可刺。厥阴病，脉数而渴者，必圊脓血，以有热故也。此虽无方，然曰可刺，曰有热故也，已示人泻湿清热之法。防风通圣散去麻黄、芒硝，加赤豆、防己，为表里泻实之大剂。(《血证论》第四卷《血下泄证治·便脓》)

耳聋 若外感暴聋，总不外少阳一经。足少阳胆脉绕耳轮，手少阳三焦脉入于耳，邪气壅塞，听宫为其所掩。风火交煽，宜防风通圣散。(《血证论》第六卷《失血兼见诸证·耳病》)

三一承气汤

【**组成**】芒硝三钱　大黄二钱　枳壳钱半　厚朴二钱　甘草一钱

【**方解**】攻下火结之通剂。

【**主治**】痢疾、发渴、不得卧、见鬼、便闭、泄泻。

痢疾 凡痢证消渴口热，胸腹胀满，坚实拒按为热证，则用三一承气汤。(《血证论》第四卷《血下泄证治·便脓》)

发渴 津液虽生于肾，布于肺，而实赖胃中之水谷以滋其化源。胃中燥结则津不生，三一承气汤治之。(《血证论》第六卷《失血兼见诸证·发渴》)

不得卧 胃病不得卧者，阴虚则邪并于阳，烦躁不卧，此与《伤寒论》阳明篇微热喘冒不得卧者，为胃有燥屎之义同，三一承气汤治之。(《血证论》第六卷《失血兼见诸证·卧寐》)

见鬼 见鬼者，癫狂之类也。阳明病，胃有燥屎，则目中见鬼，宜三一承气汤下之。(《血证论》第六卷《失血兼见诸证·恍惚》)

见鬼 目中见鬼者，胃有燥屎，目神昏花，三一承气汤治之。(《血证论》第六卷《失血兼见诸证·眼目》)

便闭 大肠乃胃之关门，胃为燥土，若胃有燥屎而不下者，其责不在大肠而在胃。其症口渴，手足潮热，或发谵语，三一承气汤

下之。(《血证论》第六卷《失血兼见诸证·便闭》)

泄泻 暴注完谷，为肺气迫下，水与谷食入即下，为热迫，三一承气汤。(《血证论》第六卷《失血兼见诸证·泄泻》)

大承气汤

【组成】 生大黄二钱　厚朴二钱　枳壳一钱　芒硝三钱 (《痢证三字诀》)

【用法】 先煎三味已成，后入芒硝一二沸，取汁服。咽痛呛略愈即止，再进加减金花汤。(《痢证三字诀》)

【主治】 休息痢、奇恒痢、黑苔。

休息痢 或逾时逾年而又复发，名休息痢，谓其已休止而又复生息也，是瘀热留伏于膜油隐匿之地。仲景云宜承气汤下之。(《痢证三字诀》)

奇恒痢① 痢证喉痛气呛逆者名奇恒痢，以其异于常痢也，是火逆攻肺，有立时败绝之势。仲景云：急下之，宜大承气汤。(《痢证三字诀》)

黑苔 黑苔芒刺为实热，大承气汤治之。(《血证论》第六卷《失血兼见诸证·口舌》)

救胃煎

【组成】 生地　白芍　黄连　黄芩　玉竹　花粉各三钱　杏仁三钱，研　桔梗二钱　石膏四钱，煅　麦冬三钱　枳壳八钱　厚朴一钱　甘草一钱 (《痢证三字诀》)

【用法】 水三茶碗，煎取碗半，服必舌上有津液则进食矣。(《痢证三字诀》)

【主治】 噤口痢。

---

① 奇恒痢：下痢不重而见神昏谵语，咽干喉塞，气呛喘逆等证的危重痢疾。

噤口痢　痢证不呕不食、舌上无津是为真噤口，宜救胃煎、开噤汤大生津液，以救肠胃。凡泄皆宜利水，唯痢证胶结之邪只当滑以去着，不可渗利反伤津液也。（《痢证三字诀》）

开噤汤

【组成】人参二钱　麦冬三钱　天冬三钱　石膏三钱，煅　栀子三钱　黄连二钱　黄芩一钱　黄柏一钱　生地三钱　白芍三钱　当归三钱　射干二钱　杏仁三钱，研　槟榔　枳壳　甘草各一钱　花粉二钱（《痢证三字诀》）

【方解】开噤汤治噤口不食，为治噤口痢之主方。生津进食除肠胃中之炎症，力量周到，再加白头翁则详尽无遗矣。（《痢证三字诀》）

【主治】噤口痢。

噤口痢　痢证不呕不食舌上无津是为真噤口，宜救胃煎、开噤汤大生津液，以救肠胃。凡泄皆宜利水，唯痢证胶结之邪只当滑以去着，不可渗利反伤津液也。（《痢证三字诀》）

清宁丸

【组成制法】① 大黄十斤，须锦纹者，切作小块如棋子大，用好酒十斤，先将泔水浸透大黄，以侧柏叶铺甑，入大黄蒸过晒干，以酒浸之，再蒸晒收干。另用桑叶、桃叶、槐叶、大麦、黑豆、绿豆各一斤，每味煎汁蒸收，每蒸一次，仍用侧柏叶铺甑，蒸过晒干，再蒸再晒。制后再用半夏、厚朴、陈皮、白术、香附、车前各一斤，每味煎汁蒸收如上法，蒸过晒干。再用好酒十斤制透，炼如梧子大丸，每服一二钱，或为散亦可。主治一切热病。

【主治】休息痢。

休息痢　或逾时逾年而又复发，名休息痢，谓其已休止而又复

---

① 本方组成制法原无，据《银海指南》补。

生息也，是瘀热留伏于膜油隐匿之地。仲景云宜承气汤下之，时法用黄连末调羊脂服。余每用清宁丸，日服八分，或当归芦荟丸多服皆效。(《痢证三字诀》)

清胃丸

【组成】生大黄四两 (《痢证三字诀》)

【用法】用薄荷拌，酒蒸一次，去薄荷，干后用去糟米酒半斤、好烧酒四两泡二七日，在饭上蒸一次，再搅一次，再晒露，再蒸干，再加酒，至大黄烂如泥为丸绿豆大。每服一钱 或五分，大便微下则愈。(《痢证三字诀》)

【主治】休息痢。

休息痢 清胃丸治休息痢。(《痢证三字诀》)

槐花汤

【组成】赤石脂一钱 糯米五钱 干姜炒黑，一钱 (《痢证三字诀》)

【用法】久煎成汤，服之能温补止涩，为虚滑利之主方，不后重下利者乃用之也。观仲景原文自知。(《痢证三字诀》)

【主治】痢疾。

痢疾 槐花汤治虚痢不后重者。(《痢证三字诀》)

归地养荣汤

【组成】当归三钱 生地三钱 山药三钱 麦冬三钱 白芍三钱 莲子青心三钱 桑叶三钱 荷叶三钱 石斛三钱 玉竹三钱 甘草一钱 (《痢证三字诀》)

【用法】水二碗，煎取一碗，痢愈后多服大补益。(《痢证三字诀》)

【主治】痢疾。

痢疾 痢后当补脾阴，宜归地养荣汤，而不当补胃阳，故姜、桂、砂、陈、术、芪、苓、附皆非所宜，唯用白芍、当归、麦冬、人参、玉竹、山药、石斛、黄精、山萸肉一派滋养脾阴之药则大能补益，令人肥健。(《痢证三字诀》)

左金丸

【组成】吴茱萸一钱 川黄连六钱

【方解】病左胁痛及呕酸苦者，肝火也。以金平木，清火生金，其理至妙。

【主治】呕酸苦、咳嗽。

呕酸苦 有平时呕酸呕苦，以及失血之后常呕酸苦者，呕酸是湿热，试观夏月热汤过夜则变为酸味，便知呕酸是湿热。呕苦是相火，胆汁苦，故相火之味能变胃津使苦。宜借用左金丸再加血分药，以治血分为宜。盖此二药辛苦降泄，治血药中以为引导尤效。(《血证论》第二卷《血上干证治·呕血》)

咳嗽 有冲气挟肝经相火上乘肺金者，其症目眩口苦，呛咳数十声不止，咳牵小腹作痛，发热颊赤，宜四物汤合左金丸，再加人尿、猪胆汁、牡蛎、五味治之。(《血证论》第六卷《失血兼见诸证·咳嗽》)

三物汤

【组成】厚朴二钱 枳壳一钱 大黄一钱

【主治】呃哕。

呃哕 新病形实者，为伏热攻发，火性炎上，气逆而呃。清热导气，宜三物汤。(《血证论》第六卷《失血兼见诸证·呃哕》)

小陷胸汤

【组成】黄连三钱 半夏三钱 瓜蒌八钱

【主治】 痞满。

痞满 血家火浮于上，与水不交，往往见痞满之象。如水火交结，轻者为结胸，小陷胸汤主之；重者为陷胸，大陷胸汤主之。（《血证论》第六卷《失血兼见诸证·痞满》）

大陷胸汤

【组成】 大黄二钱　芒硝二钱　甘遂一钱

【主治】 痞满。

痞满 血家火浮于上，与水不交，往往见痞满之象。如水火交结，轻者为结胸，小陷胸汤主之；重者为陷胸，大陷胸汤主之。（《血证论》第六卷《失血兼见诸证·痞满》）

附子汤

【组成】 附子五钱，炮　人参三钱　白术三钱　云苓三钱　白芍三钱

【方解】 此仲景温肾之主剂。附子色黑大温，能补肾中之阳。肾阳者，水中之阳，泄水之阳者，木也，故用白芍以平之。封水之阳者，土也，故用白术以填之。水中之阳，恐水邪泛溢则阳越，茯苓利水，俾阳不因水而泛，阳斯秘矣。水中之阳，若无水津以养之，则阳不得其宅，故用人参以生水津，使养阳气。阳得所养，阳斯冲矣。六味、左归补肾阴以养气之法，都气丸所以得名也。附子汤、肾气丸补肾阳以生气化气之法。

【主治】 妊娠腹痛。

妊娠腹痛 有肾中之生阳不足者，脉弦发热，愈胀而下坠，腹痛恶寒，子宫欲开。仲景用附子汤治之，保肾之阳以扶胃气，此补阳法也。（《血证论》第五卷《血中瘀证治·胎气》）

四逆汤

【组成】 干姜三钱　附子三钱　甘草一钱

【方解】脾肾阳虚，四肢逆冷，下利不止，以此温之。

【主治】苔黑。

苔黑 若苔黑而舌滑润者，乃水极似火，真寒假热之证，四逆汤加猪胆汁、人尿、葱白治之。（《血证论》第六卷《失血兼见诸证·口舌》）

理中汤

【组成】白术三钱 人参三钱 干姜二钱 甘草一钱

【方解】霍乱吐泻腹痛，中土虚寒，以此温补之。

【主治】便血。

便血 先便后血为远血，谓其血在胃中，去肛门远，故便后始下，因名远血，即古所谓阴结下血也。普明子谓此症必脉细无力，唇淡口和，四肢清冷，用理中汤加归、芍。（《血证论》第四卷《血下泄证治·便血》）

四君子汤

【组成】人参三钱 白术四钱 云苓四钱 甘草二钱

【主治】泄泻、食复。

泄泻 又有肾泄，五更作泄，一名晨泄。乃色欲过度，足冷气虚所致，宜四君子汤加熟地黄、枸杞子、菟丝子、巴戟天、杜仲、补骨脂、肉豆蔻、五味子、山茱萸治之。（《血证论》第六卷《失血兼见诸证·泄泻》）

食复 夫失血之人所以易于停食者，多是胃中有热，贪多饮食，既食之后，脾津枯少，不能糜烂消化，是以易于停食。宜四君子汤加黄精、山药、玉竹、天花粉、麦芽、白芍、生地黄、枸杞子、当归、麦冬、山楂，莱菔汁煎服。（《血证论》第六卷《失血兼见诸证·食复》）

附子理中汤

【组成】① 人参　白术　干姜炮　附子炮，去皮脐，各二钱　炙甘草一钱

【主治】痢疾、经闭、泄泻。

痢疾　凡痢证须审脉微沉迟，手足厥冷，腹痛喜按，唇淡口和为阴证，附子理中汤加当归、白芍、木香，此乃补桃花汤所不逮者矣。(《血证论》第四卷《血下泄证治·便脓》)

经闭　寒闭者，积冷结气，经水断绝，至有历年。胞门为寒所伤，经络凝坚，阴中掣痛，少腹恶寒，上引腰脊，绕脐寒疝。或瘀血不行，留为石瘕，皆霜凝冰结之象也。用温药下之，附子理中汤加当归、桃仁、大黄、细辛、牛膝、肉桂。(《血证论》第五卷《血中瘀证治·经闭》)

泄泻　寒泄者，腹中切痛，雷鸣鸭溏，下利清白色，附子理中汤主之。(《血证论》第六卷《失血兼见诸证·泄泻》)

黄芪五物汤

【组成】即桂枝汤加黄芪。

【主治】痹痛。

痹痛　身体不仁，四肢疼痛，今名痛风，古曰痹证。虚人感受外风，客于脉分则为血痹。仲景用黄芪五物汤，以桂枝入血分，行风最效。失血家血脉既虚，往往感受外风，发为痹痛，或游走不定，或滞着一处，宜黄芪五物汤，重加当归、丹皮、红花。(《血证论》第六卷《失血兼见诸证·痹痛》)

四神丸

【组成】补骨脂四钱　吴萸三钱　肉蔻三钱，去油　五味一钱

---

① 本方组成原无，据《奇效良方》补。

【用法】为末，蜜丸，治脾肾虚泻。

【主治】痢疾。

痢疾 久痢不止，肺气下泄，则魄随之陷，而魄脱则死。肺藏魄，治宜调补肺气，如寒滑者，四神丸。升提固涩，总须分寒热用药，斯无差爽。（《血证论》第四卷《血下泄证治·便脓》）

脾约丸

【组成】麻仁三钱　白芍三钱　大黄一钱　枳壳一钱　厚朴二钱　杏仁三钱

【用法】为末，蜜丸，润利大便。

【主治】便闭。

便闭 小便数而不禁，大便反闭者，名为脾约。谓脾津下泄，无以润肠故也，仲景用脾约丸治之。（《血证论》第六卷《失血兼见诸证·便闭》）

紫菀散

【组成】紫菀三钱　人参二钱　知母二钱　贝母二钱　桔梗二钱　茯苓三钱　阿胶二钱　五味一钱　甘草一钱

【方解】肺痿咳痰，取参、草、胶、菀以滋补肺阴，又用知母以清其火，五味以敛其气，桔梗、贝母、茯苓以利其痰，火、气、痰三者俱顺，则肺愈受其益。此较保和汤、救肺汤，又在不清不浊之间，用方者随宜择取。

【主治】咯血、咳血、咳嗽、抱儿痨。

咯血 肺为水之上源，水不清而凝为痰，痰不降而牵动血。治肺之痰，又是治咯血捷法。盖痰血之来，虽由心肾，而无不关于肺者也。紫菀散善能涤除肺痰，补泻兼到。（《血证论》第二卷《血上干证治·咯血》）

咳血 又有虚痰，乃肺经阴虚，燥气生痰，粘着喉间，滞涩声音，喘咳发热，脉细数者，不宜渗利再伤水津，但宜滋润以生津，

津生则痰豁，宜紫菀散。（《血证论》第二卷《血上干证治·咳血》）

咳嗽 痰火凝结，咳逆发渴，喉中痰滞者，由于津液不散，阻塞气道。治宜清利其痰，滋养其津，紫菀散主之。（《血证论》第六卷《失血兼见诸证·咳嗽》）

抱儿痨 凡此病皆胎气壅于下部，反而上熏，肺金直当其气，故治抱儿痨以保养肺金为第一要法，紫菀散主之。（《血证论》第六卷《失血兼见诸证·抱儿痨》）

抱儿痨 抱儿痨之病根虽在胞，而其受病则在于肺。惟其肺金津虚，无以转输于下，是以胞中之水皆得泛上而为病。无论咳热诸证，总宜大滋其肺，使肺津得调，肺气得降，则胞中之水火虽欲上逆，而亦不为害，紫菀散可常服之。（《血证论》第六卷失血兼见诸证·抱儿痨）

地黄饮

【组成】 安桂五分　附子一钱　苁蓉二钱　茯苓三钱　地黄三钱　麦冬三钱　五味五分　远志一钱　菖蒲一钱　枣皮三钱　巴戟三钱　石斛三钱　薄荷一钱

【用法】 勿久煎，即取服之。

【主治】 舌强。

舌强 若舌根木强，或舌短缩者，皆是少阴经风邪内动，阴火上腾之候，地黄饮子加羚羊角治之。（《血证论》第六卷《失血兼见诸证·口舌》）

黄连阿胶汤

【组成】 黄连二钱　黄芩二钱　白芍三钱　阿胶三钱　鸡子黄二枚

【用法】 煎成待温，入鸡子黄搅匀服。

【方解】 治心烦不寐，大清心火，生心中之阴液以安神，仲景之大剂也。

【主治】心烦、不寐。

心烦 烦者，心不安也。心为火脏，化生血液，转赖血液以养其火，故心字篆文即是倒火，火降则心宁也。失血家亡血过多，心火失其滋养，故多发烦。火太甚者，舌上黑苔，夜不能寐，黄连阿胶汤主之。（《血证论》第六卷《失血兼见诸证·心烦》）

不寐 心病不寐者，心藏神，血虚火妄动则神不安，烦而不寐，仲景黄连阿胶汤主之。（《血证论》第六卷《失血兼见诸证·卧寐》）

玉泉散

【组成】天花粉三钱　粉葛根三钱　麦门冬三钱　生地黄四钱
五味子五分　甘草钱半

【方解】方取甘寒滋润，生胃津以止渴。妙葛根升达，使水津上布。

【主治】发渴。

发渴 津液虽生于肾，布于肺，而实赖胃中之水谷以滋其化源。胃中燥结则津不生，三一承气汤治之。胃中蕴热则津不生，玉泉散治之。（《血证论》第六卷《失血兼见诸证·发渴》）

五蒸汤

【组成】人参三钱　生地三钱　石膏三钱　知母二钱　粉葛根三钱
黄芩二钱　甘草一钱　竹叶三钱　粳米三钱　小麦三钱　赤茯苓三钱

【方解】五蒸之名，一曰骨蒸，二曰脉蒸，三曰皮蒸，四曰外蒸，五曰内蒸。统以此方治之。

【主治】发热、厥冷。

发热 水虚者，水为气之所化，水津不足则气热，皮毛枯燥，口咽生疮，遗精淋秘，午后发热。五蒸汤统治之。（《血证论》第六卷《失血兼见诸证·发热》）

厥冷 伏火之厥，则厥后微露热形，口不和，便不溏，小便不清，心中疼热，烦躁不宁，恶明喜暗，渴欲得饮，吐衄随厥而发，皆现真热假寒之象。先以清化汤合升降散攻其伏热，或当归芦荟丸攻之。次以五蒸汤清之。（《血证论》第六卷《失血兼见诸证·厥冷》）

都气丸

【组成】 熟地五钱　山药三钱　云苓三钱　丹皮三钱　山萸肉三钱　泽泻三钱　五味子一钱

【方解】 人身呼吸之气，司于肺而实根于肾。此气乃肾中一点真阳，而深赖肾中之水阴充足，涵阳气而潜藏于下，故气出口鼻则有津液，气着于物则如露水。以气从水中出，水气足，故气亦带水阴而出。其纳入于肾也，有水封之而气静秘，故肾水足者其气细。龙能蛰，龟能息，世传仙术，有五龙蛰，有龟息，皆是敛气之法，即皆是保养肾水之法。气者，水之所化，吾故有气即是水之论。此丸用六味地黄汤补水以保其气，利水以化其气，加五味收敛以涵蓄其气，则气自归元而不浮喘。名曰都气，谓为气之总持也。肾气丸为阳不足者立法。此丸为阴不足者立法，而皆以气得名，盖一是补阳以化气，一是补阴以配气。

【主治】 喘息、咳嗽、房劳复。

喘息　血虚则火盛无制，心乘肺金，金气不行，不能运布，水津留于胸中，津液尽化为痰。咳嗽不已，日久成痨，经所谓传为息贲，则不能治，谓喘息也。都气丸加人参、麦冬、枣仁、五味子、钟乳石治之。（《血证论》第五卷《血中瘀证治·经闭》）

咳嗽　咳嗽之病，其标在肺，其本在肾，血家咳嗽尤多生于肾虚。肾者，气之根也，肾经阴虚则阳无所附，气不归根，故浮喘咳逆，常服都气丸亦佳。（《血证论》第六卷《失血兼见诸证·咳嗽》）

咳嗽　夫声音者，气所从出也。气根于肾，故声音之出实由肾生，气不归元则咳愈甚，气愈乏而声愈干，宜以都气丸主之，加人

参、沉香、诃子。(《血证论》第六卷《失血兼见诸证·声音》)

房劳复 血之运行听命于气，气乃先天肾水之中一点生阳，静而复动，化生精血。若以房劳伤其精血，则水虚而火发，气动而血升，乌在其病之不发乎？宜都气丸加麦冬、龟鹿胶治之。(《血证论》第六卷《失血兼见诸证·房劳复》)

四磨汤

【组成】人参　乌药　槟榔　沉香

【用法】等份，磨水煎服。

【方解】治上气喘急。取人参滋肺以补气之母，取沉香入肾以纳气之根，而后以槟榔、乌药从而治之。泻实补虚，洵为调纳逆气之妙法。盖肺为阳，而所以纳气下行者全赖阴津，故用人参以生津。肾为阴，而所以化气上行者全赖真阳，故用沉香以固阳，为沉其水，故能直纳水中之阳也。

【主治】喘息、产后喘促、便闭。

喘息 冲为气街，气根于肾，血海即丹田，肾气之所藏也。若冲脉挟肾中虚阳上逆喘急者，宜用四磨汤调纳逆气，是仲景桂苓甘草五味汤意。但仲景用桂枝化膀胱之寒水，谓气从少腹上冲咽喉，面热如醉，或热流于两股，或小便难而昏冒，忽上忽下，如电光之闪灼无定，乃阴盛格阳而阳气飞越，故以辛温化之。今系失血，阴气既伤，再用桂枝，岂不犯阳盛则毙之戒？故用沉香代桂，以纳浮阳，而即用人参以滋阴，沉香直走下焦，乌药治膀胱肾间之气。冲为血海，居膀胱肾间之地，治阳明者治其末，治膀胱肾间者是治其本也。若肾中阴气大虚，而冲阳不能安宅，则用四磨汤加熟地、枣皮、山药、五味、枸杞子滋阴配阳以安之。(《血证论》第六卷《失血兼见诸证·喘息》)

产后喘促 产后喘促，最危之候，因荣血暴竭，卫气无依，为血脱气散之证，肾气虚脱而阳上越，宜参附汤饮之，四磨汤亦可。主人参大生水津，水者，气之母也，方主补气，故用人参以滋水，滋水即是补气。而阳上越者，佐附子以引之归根；血上干者，佐苏木以速之下降。诚产后救危之良方，男子血气脱绝之证亦不能外此义也。(《血证论》第四卷《血下泄证治·产血》)

便闭 肺与大肠相表里，肺遗热于大肠则便结，肺津不润则便结，肺气不降则便结。肺气不降者，清燥救肺汤合四磨汤，再重加杏仁，或少加葶苈子治之。(《血证论》第六卷《失血兼见诸证·便闭》)

四逆散

【**组成**】川柴胡三钱　枳壳二钱　白芍三钱　甘草钱半

【**方解**】四肢厥冷，谓之四逆。仲景四逆汤，皆用温药，乃以热治寒之正法。至四逆散，则纯用清疏平和之品，亦能治四肢厥冷者，何也？盖虚寒固有四逆证，亦有热遏于内，不得四达，而亦四逆者。实热内伏，热深厥亦深，非芩连、大黄不克。虚热内伏，非玉烛散、玉女煎不退。若是腠理不和，遏其阳气，则但用四逆散。枳壳、甘草解中土之郁，而白芍以调其内，柴胡以达于外，斯气畅而四肢通，自不冷厥矣。此汤与小柴胡转输外达相似，又疏平肝气，和降胃气之通剂，借用处尤多。

【**主治**】呕血咳嗽、痢疾、厥冷。

呕血咳嗽 呕血止后，如兼咳嗽，喉间作痒，乃肝肺之气不相调协，宜用四逆散。(《血证论》第二卷《血上干证治·呕血》)

痢疾 病在水分者，痢下白浊，此如暑雨不时，行潦污涨，是湿甚而伤气也。审其脉数，身热口渴者为热湿，宜清利之，四逆散合猪苓汤去阿胶，再加厚朴、老连、枯芩、黄柏。(《血证论》第四卷《血下泄证治·便脓》)

厥冷 发厥之证，又有寒闭于外而火不得发者，用仲景四逆散加荆芥、老连、枯芩。(《血证论》第六卷《失血兼见诸证·厥冷》)

平胃散

【组成】厚朴二钱　陈皮二钱　苍术三钱　甘草钱半

【主治】多睡、口臭、泄泻。

多睡　有昏沉多睡之证，在失血虚痨，乃血脱之后，元气不支，是以昏睡。若身体沉重，倦怠嗜卧者，乃脾经有湿，平胃散加猪苓、泽泻治之。(《血证论》第六卷《失血兼见诸证·卧寐》)

口臭　是食积之火，平胃散加山楂、神曲、麦芽、黄芩、石膏治之。(《血证论》第六卷《失血兼见诸证·口舌》)

泄泻　食积泄者，泻后痛减，臭如抱坏鸡子，噫气作酸。失血虚人停食作泻者尤多，平胃散治之。(《血证论》第六卷《失血兼见诸证·泄泻》)

胃苓汤

【组成】平胃散合五苓散。

【主治】痢疾、带下、肿胀、口咸、淋浊、泄泻。

痢疾　病在水分者，痢下白浊，此如暑雨不时，行潦污涨，是湿甚而伤气也。审其脉沉弦迟，口不渴，手足清冷者为寒湿，胃苓汤加煨姜。有食积者，再加麦芽、神曲、山楂、莱菔子。(《血证论》第四卷《血下泄证治·便脓》)

带下　女子带证是水不清，浊证仍是水不清，不必强分，总以和脾利水为主，胃苓汤主之。挟热者去桂枝，加黄芩、黄连、黄柏。挟寒者加细辛、吴萸。(《血证论》第四卷《血下泄证治·崩带》)

肿胀　大腹胀满者宜从脾治之，补土利水则水行而土敦，胃苓汤主之。(《血证论》第四卷《血下泄证治·崩带》)

口咸　是脾湿，润下作咸，脾不化水，故咸也。胃苓汤治之。(《血证论》第六卷《失血兼见诸证·口舌》)

淋浊　浊者小水不清，或白或黄，或青或赤，此如暑天洪水泥潦之类，乃湿热为之也。湿甚用胃苓汤加黄芩、黄连、黄柏、白芍治之。热甚用茵陈蒿、栀子、黄柏、秦皮、木通、车前子、防己、甘草梢治之。(《血证论》第六卷《失血兼见诸证·淋浊》)

泄泻 湿泻者，如水倾下，肠鸣身重，其腹不痛，胃苓汤主之。(《血证论》第六卷《失血兼见诸证·泄泻》)

越鞠丸

【组成】 苍术三钱　香附三钱　川芎二钱　神曲三钱　炒栀子三钱

【主治】 不得卧、呃哕、泄泻、伤食。

不得卧 又有胃中宿食，胀闷不得卧者，越鞠丸加山楂、麦芽、莱菔子。盖阳明主合，和其胃气，使得还其主合之令，斯能卧矣。(《血证论》第六卷《失血兼见诸证·卧寐》)

呃哕 伤食，胃中壅塞而发哕者，宜越鞠丸加旋覆花、枳壳、莱菔子。(《血证论》第六卷《失血兼见诸证·呃哕》)

泄泻 暑泄者，烦渴尿赤，暴泻如水，越鞠丸加香茹、粉葛根、连翘、车前子、牛蒡子、白芍、黄连、扁豆、枳壳、厚朴、生姜、藿香。(《血证论》第六卷《失血兼见诸证·泄泻》)

泄泻 食积泄者，泻后痛减，臭如抱坏鸡子，噫气作酸。失血虚人停食作泻者尤多，越鞠丸。(《血证论》第六卷《失血兼见诸证·泄泻》)

伤食 若失血之人内伤饮食，则反多壅实生热之证，往往手足潮热，口干气逆，冲脉作咳。若用温燥之药，不惟饮食不化，且更加壅热矣，越鞠丸加减治之。(《血证论》第六卷《失血兼见诸证·饮食》)

白凤膏

【组成】 黑嘴白鸭一只　大枣一升　苍术　陈皮　厚朴　甘草各三两

【用法】 上四味为末，纳枣内，入鸭腹中，陈酒煮烂，食鸭肉。

将枣阴干，随用参汤、白汤化服。

【方解】鸭乃血肉之品，其性滋阴，酒为五谷之精，其性和阳。合诸药养脾胃，大收纯和之效。

【主治】食不化。

食不化　葛可久白凤膏，化平胃散之燥变为柔和，又用酒送，取五谷之精，合诸药以养脾胃。治饮食不进，发热劳倦，和血顺气，功效最大。(《血证论》第二卷《血上干证治·吐血》)

九气丸

【组成】姜黄三钱　香附四钱　甘草二钱

【主治】癥瘕。

癥瘕　瘀血在经络、脏腑之间则结为癥瘕。瘕者，或聚或散，气为血滞则聚而成形，血随气散则没而不见。方其既聚，宜以散气为解血之法，九气丸治之。在胸膈上者，加桔梗、枳壳、瓜蒌、生姜、甘草。在右者，加苏子、桑皮、陈皮。在左者，加青皮、牡蛎、当归。在中焦大腹者，加厚朴、枳壳、防己、白芍、甘草。在小腹下者，加橘核、小茴、荔核、槟榔、川楝子、灵脂。气散则血随而散，自不至于结聚矣。(《血证论》第五卷《血中瘀证治·瘀血》)

橘核丸

【组成】橘核三钱　吴萸二钱　香附三钱　楝子三钱　楂核三钱　荔核三钱　小茴二钱

【用法】共为细末，寒食面为丸，淡盐汤送下。

【主治】肠覃、妊娠腹痛、瘕。

肠覃　又有石瘕、肠覃，状如怀子，腹日以大，月事以时下者为肠覃，以寒客于肠外，气病而血不病也，宜橘核丸主之。(《血证论》第五卷《血中瘀证治·血臌》)

妊娠腹痛　孕妇少腹痛，仍分水分、血分两端。在水分者，膀胱之气不能化水，则子脏胀满，水不得泄，必见小便短涩、胀喘诸证。审系寒结而阳气不化者，橘核丸加茯苓亦治之。(《血证论》第五卷《血中瘀证治·胎气》)

瘕 有癥瘕见于脐下，或见或没为瘕，常见不没为癥。癥宜膈下逐瘀汤、抵当丸，瘕宜橘核丸。(《血证论》第五卷《血中瘀证治·瘀血》)

化滞丸

【组成】 巴豆一钱，去油　三棱二钱　莪术二钱　青皮一钱　陈皮一钱　黄连三钱　半夏三钱　木香二钱　丁香一钱

【用法】 蜜丸。

【方解】 攻一切寒热气滞之积。

【主治】 积聚。

积聚 积聚之证，或横亘心下，或盘踞腹中，此非凝痰，即是裹里血，通以化滞丸主之。凝痰用清茶送下，裹血用醋酒送下，无论脐上脐下，左右兼治。(《血证论》第六卷《失血兼见诸证·痞满》)

桂甘龙牡汤

【组成】 桂枝三钱　甘草二钱　龙骨三钱　牡蛎三钱

【方解】 肝寒魂怯，用辛温镇补之品以扶肝而敛魂。心阳上越，肾阳下泄，此方皆可用之。

【主治】 惊悸。

惊悸 又有肝经气虚，脏寒魂怯，精神耗散，桂甘龙牡汤以敛助肝阳，阳虚遗精、惊悸等证宜之。独与失血未尽合宜，以其纯用气分药故也。仁熟散用血分药较多，温润养肝血，功与炙甘草汤相近[1]。(《血证论》第二卷《血上干证治·吐血》)

---

[1] 此处应指桂甘龙牡汤、仁熟散二方合用。

惊悸 惊者，猝然恐惕之谓。肝与胆连，司相火。君火虚则悸，相火虚则惊。盖人之胆壮则不惊，胆气不壮，故发惊惕，桂枝龙骨牡蛎甘草汤治之。（《血证论》第六卷《失血兼见诸证·惊悸》）

仁熟散

【组成】柏子仁三钱　熟地四钱　枸杞三钱　五味子一钱　山萸肉三钱　桂心二钱　人参三钱　茯神三钱　菊花一钱　枳壳一钱

【用法】酒服。

【方解】治肝胆虚，恐畏不敢独卧，并补心以实其子，则肝胆益旺。而菊花散风以宁之，枳壳和胃以安之，又是闲中一子。

【主治】不寐、惊悸。

不寐 有虚悸恐怖不寐之证，仁熟散治之。（《血证论》第六卷《失血兼见诸证·卧寐》）

惊悸 又有肝经气虚，脏寒魂怯，精神耗散，桂甘龙牡汤以敛助肝阳，阳虚遗精、惊悸等证宜之。独与失血未尽合宜，以其纯用气分药故也。仁熟散用血分药较多，温润养肝血，功与炙甘草汤相近。（《血证论》第二卷《血上干证治·吐血》）

惊悸 惊者，猝然恐惕之谓。肝与胆连，司相火。君火虚则悸，相火虚则惊。盖人之胆壮则不惊，胆气不壮，故发惊惕。恐畏不敢独卧者，虚之甚也，仁熟散治之。（《血证论》第六卷《失血兼见诸证·惊悸》）

滑氏补肝散

【组成】枣仁三钱　熟地四钱　白术三钱　当归三钱　山茱萸三钱　山药三钱　川芎一钱　木瓜一钱　独活一钱　五味子五分

【方解】肝体阴而用阳，此以酸甘补肝体，以辛甘补肝用。加独活者，假风药以张其气也。欲其气之鼓荡者则用独活，顾欲其气之温敛者则用巴戟，欲其气之清平者则用桑寄生，欲其气之疏达者则用柴胡、白头翁。诸药皆治风之品，轻重不同，在人用之得宜。

【主治】肝郁、不寐。

肝郁 若肝之血不畅和，亦可用滑氏补肝散，以酸味补肝体，以辛味补肝用。妙独活一味，借风药以张其气，若去独活加桑寄生，则又有宁息风气之妙，方意实从逍遥散套出。但此方气味厚，俱纯于补肝，逍遥散气味较薄，故纯于和肝。凡肝有郁火，胸胁刺痛，头眩心悸，颊赤口苦，寒热盗汗，少食嗜卧，无不治之。（《血证论》第二卷《血上干证治·吐血》）

不寐 肝病不寐者，肝藏魂，人寤则魂游于目，寐则魂返于肝。肝经有火，多梦难寐者，滑氏补肝散去独活加巴戟。（《血证论》第六卷《失血兼见诸证·卧寐》）

益气安神汤

【组成】当归三钱　茯苓三钱　生地三钱　麦冬三钱　枣仁三钱　远志一钱　人参三钱　黄芪三钱　甘草一钱　胆南星三分　黄连二钱　竹叶二钱　生姜三片　大枣三枚

【主治】多梦。

多梦 魂魄之所主者，神也，故安神为治梦要诀，益气安神汤治之。（《血证论》第六卷《失血兼见诸证·卧寐》）

金箔镇心丹

【组成】胆南星一钱　朱砂三钱　琥珀三钱　竹黄三钱　牛黄五分　珍珠一钱　麝香少许　金箔一钱

【用法】蜜丸，金箔为衣，薄荷汤下。

【主治】健忘、恍惚、癫狂。

健忘 正虚者，邪必凑之。凡是怔忡惊悸，健忘恍惚，一切多是痰火沃心，扰其神明所致，统用金箔镇心丸主之。（《血证论》第六卷《失血兼见诸证·健忘》）

健忘 有痰涎留于心包，沃塞心窍，以致精神恍惚，凡事多不

记忆者，宜温胆汤合金箔镇心丸治之。(《血证论》第六卷《失血兼见诸证·健忘》)

恍惚 大凡夜梦不宁者，魂不安也。魂为阳，夜则魂藏而不用，魂不能藏，故夜梦寐不宁。寤时恍惚者，魄不安也。魄为阴，寤时而阴气不足，故恍惚不定。治魂以肝为主，治魄以肺为主，二者对勘自明。然恍惚、惊悸、惑乱、怔忡、癫狂，皆是神不清明之证。人身有魂魄，而所以主是魂魄者，则神也。故凡诸证，总以安神为主，金箔镇心丸治之。(《血证论》第六卷《失血兼见诸证·恍惚》)

癫狂 语言错乱为癫，多由丧心失魄，痰迷心窍所致，统以金箔镇心丸治之。(《血证论》第六卷《失血兼见诸证·恍惚》)

酸枣仁汤

【组成】枣仁四钱 甘草一钱 知母三钱 茯神五钱 川芎一钱

【方解】清火和血安神，则能寐矣。

【主治】子烦、心烦、不寐、多梦。

子烦 子烦者，血虚也。血者，心之所主，血足则心不烦。胎既耗血，胎中之火又上与心火相合，火扰其心，是以虚烦不能眠，酸枣仁汤治之。(《血证论》第五卷《血中瘀证治·胎气》)

心烦 若火不甚而血太虚者，心中了戾不得，是为虚烦，仲景酸枣仁汤尤为治烦要药。(《血证论》第六卷《失血兼见诸证·心烦》)

不寐 肝病不寐者，肝藏魂，人寤则魂游于目，寐则魂返于肝。若阳浮于外，魂不入肝则不寐。肝经有火，多梦难寐者，酸枣仁汤治之。(《血证论》第六卷《失血兼见诸证·卧寐》)

多梦 梦乃魂魄役物，恍有所见之故也。魂为病，则梦女子、花草、神仙、欢喜之事，酸枣仁汤治之。(《血证论》第六卷《失血兼见诸证·卧寐》)

栀子豆豉汤

【组成】 栀子五钱　淡豆豉五钱

【用法】 服后得吐为快。

【主治】 心烦。

心烦　烦者，心不安也。心为火脏，化生血液，转赖血液以养其火，故心字篆文即是倒火，火降则心宁也。失血家亡血过多，心火失其滋养，故多发烦。心中懊恼者，以火不得宣，故郁而不乐也，宜栀子豉汤加连翘、桔梗、大力、生地、远志、老连、草梢治之。（《血证论》第六卷《失血兼见诸证·心烦》）

甘麦大枣汤

【组成】 大枣五枚　甘草三钱　小麦五钱

【方解】 三药平和，养胃生津化血。津水血液，下达子脏，则脏不燥，而悲伤、太息诸症自去。此与麦门冬汤滋胃阴以达胞室之法相似，亦与妇人乳少，催乳之法相似。乳多即是化血之本，知催乳法则知此汤生津润燥之法。

【主治】 妊娠脏燥、子悬。

妊娠脏燥　有胃中之水津不足者，则子脏干燥，悲伤欲哭，象如神灵所凭，数欠伸。所以然者，以肾水不足，冲血不足，无所润养。肾水在下则为胞中之天癸，在上则为口中之津液，脏燥则肺金不得津液之润养，故肺主悲伤。欠伸者，明系肾病。如神所凭者，血燥则心不化液，而神无守也。甘麦大枣汤滋肾之阴，从冲任以输水于肾，而肾阴因藉以生，此补阴法也。（《血证论》第五卷《血中瘀证治·胎气》）

子悬　子悬之证，有孕七八月，产母血虚，胎无所养，上行求食者，但用下降之药不能治也。宜大补其血，甘麦大枣汤。（《血证论》第五卷《血中瘀证治·胎气》）

萆薢分清饮

【组成】菖蒲二钱　草梢三钱　乌药二钱　益智一钱　青盐少许

【主治】淋浊。

淋浊　有败精为浊者，或由思淫不遂，或由淫而精停，宜萆薢分清饮加鹿角屑、桑螵蛸、白芍、肉苁蓉治之。(《血证论》第六卷《失血兼见诸证·淋浊》)

十枣汤

【组成】大戟一钱　芫花一钱　甘遂一钱　大枣十枚

【用法】共为末，大枣十枚，煎浓汤送下一字，下水饮如神。

【主治】癥。

癥　癥者，常聚不散，血多气少，气不胜血故不散。或纯是血质，或血中裹水，或血积既久亦能化为痰水，水即气也。癥之为病，总是气与血樛轕胶结而成，须破血行气，以推除之。元恶大憝，万无姑容。即虚人久积，不便攻治者，亦宜攻补兼施，以求克敌。攻痰水宜十枣汤。(《血证论》第五卷《血中瘀证治·瘀血》)

小青龙汤

【组成】桂枝三钱　麻黄二钱　干姜三钱　白芍三钱　细辛五分半夏三钱　五味一钱　甘草一钱

【方解】温散寒水，外祛风寒，内泻水饮之大剂。

【主治】痰饮。

痰饮　饮由水气停蓄，其责在于膀胱。若膀胱之水因寒上泛，胸腹辘辘有声，喉中潮响，咳嗽哮吼等，此为土不治水，肺受其愆，小青龙汤治之。(《血证论》第六卷《失血兼见诸证·痰饮》)

真武汤

【组成】 白术三钱　茯苓三钱　白芍三钱　生姜三钱　附子炮，三钱

【方解】 水饮者，肾之所主也。肾阳化水，则水下行而不泛上，故用附子入肾补阳，以为镇管水气之主。治水者，土也，用苓术以防之。白芍苦降，从其类以泻之。生姜辛散，循其末而宣之。合之宣泻防制，水有所宰而自不动矣，故取此方真武水神以名汤。

【主治】 发渴、痰饮。

发渴　若肾中之水停不化，则不能升达上焦，是以渴欲引水，当用真武汤。（《血证论》第六卷《失血兼见诸证·发渴》）

痰饮　饮由水气停蓄，其责在于膀胱。若膀胱之水因寒上泛，胸腹辘辘有声，喉中潮响，咳嗽哮吼等，此为土不治水，肺受其殃，真武汤治之。（《血证论》第六卷《失血兼见诸证·痰饮》）

五苓散

【组成】 白术三钱　云苓三钱　猪苓三钱　泽泻三钱　桂枝三钱

【方解】 仲景此方治胸满发热，渴欲饮水，小便不利，而用桂枝入心以化胸前之水结，余皆脾胃中州之药，使中上之水得通于下则小便利，散于上则口渴除，达于外则身热解。今遇小便不利，便用五苓散，虽云桂入膀胱化气，然桂实心肝之药，火交于水，乃借治法，不似附子、台乌，本系膀胱正药也。且阴水可用，而阳水绝不可用。

【主治】 产后血崩、妊娠腹痛、子气、发渴、肿胀、目黄、淋浊。

产后血崩　败血干脾，则呕逆腹胀，不能饮食。如发为水肿，是血从水化而变为水，与血变为脓无异。既从水化则从水治之，五苓散加蒲黄、丹皮以利之。（《血证论》第四卷《血下泄证治·产血》）

妊娠腹痛　孕妇少腹痛，仍分水分、血分两端。在水分者，膀胱之气不能化水，则子脏胀满，水不得泄，必见小便短涩、胀喘诸症。审系寒结而阳气不化者，五苓散治之。(《血证论》第四卷《血下泄证治·产产》)

子气　子气者，水肿也。胞与膀胱并域而居，胞宫为胎所占，侵逼膀胱，以致膀胱之水不能化行，亦由膀胱之气化先有不足，故能为胎所用，五苓散主之。(《血证论》第四卷《血下泄证治·产血》)

发渴　水停不化，当用五苓、真武等汤。(《血证论》第六卷《失血兼见诸证·发渴》)

肿胀　胞中水结，小腹胀满者，五苓散治之。(《血证论》第六卷《失血兼见诸证·肿胀》)

目黄　眼珠黄者，在胃经属湿热，甚则通身皆黄，小便必然不利，宜五苓散加茵陈、栀子、秦皮、黄柏、知母治之。(《血证论》第六卷《失血兼见诸证·眼目》)

淋浊　脾土不化，亦能壅湿，使小水不利，五苓散治之。湿中挟热者，去桂尖，加茵陈蒿、防己、黄柏、炒栀子。(《血证论》第六卷《失血兼见诸证·淋浊》)

异功散

【组成】即四君子汤加陈皮二钱。

【主治】产后发热。

产后发热　因阴血暴伤，阳无所附。又有停食发热者，必见胀闷、嗳气、呕哕等症，异功散加山楂、神曲、麦芽、厚朴、生姜治之。(《血证论》第四卷《血下泄证治·产血》)

五皮饮

【组成】陈皮　茯苓皮　姜皮　桑皮　大腹皮

【用法】各等份，煎服。

【主治】臌胀、水肿。

臌胀 若四肢皆胀，或先从四肢肿起，其色红者，谓之血肿。亦有不红者，血从水化而为水，故不红也。或得于吐衄之后，瘀血化水而肿，或得于妇人经水不行，血化为水而肿。既化为水，则兼治水，五皮饮加当归、白芍、蒲黄、丹皮、桃仁治之，或用干漆、雄黄、醋丸，麦芽汤下亦可。（《血证论》第五卷《血中瘀证治·血臌》）

水肿 皮肤水肿者，宜从肺治之，以肺主皮毛故也。肺为水之上源，肺气行则水行，五皮饮治之。（《血证论》第六卷《失血兼见诸证·肿胀》）

消化丸

【组成】礞石三钱，煅　明矾二钱　牙皂一钱　云苓三钱　陈皮一钱　枳壳一钱　枳实一钱　南星一钱，生　沉香一钱　半夏一钱，生　薄荷一钱　黄芩二钱　神曲二钱　姜汁一钱　饴糖三钱

【用法】为末，神曲、姜汁为丸。卧时饴糖拌吞，仰卧则药流入肺，祛痰除根。

【方解】痰即水也，寒郁之，气阻之，火凝之，是以胶黏潮溢而不能去也。此方以燥降坠利去水为主，而用薄荷以散寒，用黄芩以清火，尤妙明矾入浊水而能清，牙皂入污垢而能去，二物合用，为涤除痰涎之妙品。诸药猛峻，故用饴糖以缓之。葛可久法，服后即服太平丸以补之，可知泻实亦宜补虚。然遇实证，慎毋畏而不用也。

【主治】咳血、不寐、痰饮。

咳血 咳血之证未有不与痰为缘者。人身之气以运血，人身之血即以载气，血少则气多不能载之，壅于内而为热。热则水津被灼，煎熬成痰，是以火旺则痰盛。痰盛则滞气之往来，气阻则壅积而益生其热，故痰甚而火益旺。此时补虚则助邪，此时逐邪则重虚，是惟攻补兼用，庶几两得其治。先用《十药神书》消化丸，临

卧用饴糖拌吞以攻其实，即噙化太平丸以补之，攻补兼施，为除暴安良之妙法。(《血证论》第二卷《血上干证治·咳血》)

不寐　肺病不得卧者，面目浮肿，咳逆倚息，卧则肺叶举而气益上，故咳而不得卧。若是火逆之气挟痰上冲者，则又宜水火兼泻。痰甚者，消化丸主之。火甚者，滚痰丸主之。(《血证论》第六卷《失血兼见诸证·卧寐》)

痰饮　失血之人，由于阴虚火旺，少病寒饮者，即或咳吐涎水。审其脉滑数，心烦热者，仍是火盛水溢。火逆之至，是以水逆之甚也。其治法清水泻火，兼而行之，消化丸加芩、连、柴胡、白前根。(《血证论》第六卷《失血兼见诸证·痰饮》)

二陈汤

【组成】半夏三钱　陈皮三钱　茯苓三钱　甘草二钱

【方解】此方为祛除痰饮之通剂。痰之本，水也，茯苓治水以治其本。痰之动，湿也。茯苓渗湿以镇其动。其余半夏降逆，陈皮顺气，甘草调中，皆取之以为茯苓之佐使耳。故仲景书凡痰多者俱加茯苓，呕者俱加半夏。今人不穷古训，以半夏为祛痰专品，不知半夏非不祛痰，而辛降之气最甚，究属降气之主。故凡用药不可失其真面也。

【主治】咳血、恶阻、子眩、咳嗽、不得卧、呃哕、痰饮、痞满、头晕、口咸、水不化、抱儿痨。

咳血　咳血之证未有不与痰为缘者。若病家兢业，不敢用消化丸者，可用二陈汤以初解之。二陈降气利水，为祛痰通剂。若欲兼利肺气，加杏仁、苏子、桑皮。咳逆倚息不得卧者，为水饮冲肺，肺叶不得下降，加葶苈、大枣。若火甚者加瓜蒌霜、黄芩、老连，火轻者加寸冬、知母，兼理风寒加柴胡、荆芥、防风，兼理血分加当归、白芍、丹皮、桃仁。上方皆是祛实痰之治法。(《血证论》第二卷《血上干证治·咳血》)

恶阻　胎中之水火上逆入胃故也。冲任乃胞脉皆上属于阳明，阳明之气下行为顺。今因有胎，子宫收闭，冲气不得下泄，转而上逆，挟胞中之水以干胃土，则为痰水上溢，因而呕吐。治宜调胃利痰，二陈汤加枳壳、砂仁、生姜、藿香治之。（《血证论》第五卷《血中瘀证治·胎气》）

子眩 子眩者，气分之痰也。其症目眩头晕，皆由胎水上逆为痰之所致。二陈汤加紫苏、枳壳、杏仁、姜汁、竹沥治之。（《血证论》第五卷《血中瘀证治·胎气》）

咳嗽 水饮冲肺，咳逆倚息不得卧者，由于失血之人肝经风火太盛，激动其水上冲肺。卧则肺叶张，水饮愈冲，是以不得卧息。用二陈汤治饮，加苏子、柴胡、白芥子、黄芩、石膏、杏仁、荆芥、薄荷、枇杷叶，风火兼治尤效。（《血证论》第六卷《失血兼见诸证·咳嗽》）

咳嗽 虚痨咳嗽，源于火克金，水乘肺，而切究其故，则病皆在于胃。胃为水谷之海，化生津血，血不足则火旺，津不生则肺燥，水气不化，则饮邪上干。治胃中水饮，宜二陈汤加苏子、白芥子、防己、枳壳、杏仁、生姜。若水饮挟火者，加柴胡、黄芩、当归、白芍。（《血证论》第六卷《失血兼见诸证·咳嗽》）

不得卧 肺病不得卧者，肺为华盖，立则叶垂，卧则叶张。水饮冲肺，面目浮肿，咳逆倚息，卧则肺叶举而气益上，故咳而不得卧。二陈汤加干姜、细辛、五味子，温利水饮亦可。（《血证论》第六卷《失血兼见诸证·卧寐》）

呃哕 若久病发呃，形虚气弱者，为胃中空虚，客气动膈。所谓客，即痰、火、气也。治痰气宜二陈汤加丁香、枳壳。（《血证论》第六卷《失血兼见诸证·呃哕》）

呃哕 心气不舒，亦有发呃哕者，常见人有抑郁，心气不畅，则胸中喉间常如有物哽塞，时发哕呃，不得快利。治法当清其心，调其气，宜二陈汤加黄连、连翘、牛蒡子、桔梗、瓜蒌霜、当归、川贝母治之。（《血证论》第六卷《失血兼见诸证·呃哕》）

痰饮 上焦血虚火盛，则炼结津液，凝聚成痰。肺为之枯，咳逆发热，稠黏滞塞，此由血虚不能养心，则心火亢甚，克制肺金，

津液不得散布，因凝结而为痰也。二陈汤加黄连、黄芩、柴胡、瓜蒌霜治之。(《血证论》第六卷《失血兼见诸证·痰饮》)

痰饮　饮由水气停蓄，其责在于膀胱。若膀胱之水因寒上泛，胸腹辘辘有声，喉中潮响，咳嗽哮吼等，此为土不治水，肺受其愈，通用二陈汤治之。(《血证论》第六卷《失血兼见诸证·痰饮》)

痰饮　失血之人，由于阴虚火旺，少病寒饮者，即或咳吐涎水。审其脉滑数，心烦热者，仍是火盛水溢。火逆之至，是以水逆之甚也。其治法清水泻火，兼而行之，二陈汤加芩、连、柴胡、白前根。(《血证论》第六卷《失血兼见诸证·痰饮》)

痞满　若单是水气结聚者，二陈汤治之。(《血证论》第六卷《失血兼见诸证·痞满》)

头晕　痰气上攻，头目沉重昏花，兀兀欲吐，首如裹物，右手脉实，阴雨增痛，是痰候也。二陈汤加防风、川芎、黄芩、薄荷、细辛、石膏治之。(《血证论》第六卷《失血兼见诸证·晕痛》)

口咸　口咸是脾湿，润下作咸，脾不化水，故咸也。二陈汤加旋覆花、藿香、白芍、檀香、吴茱萸治之。(《血证论》第六卷《失血兼见诸证·口舌》)

水不化　水谷入胃，其浊者为渣滓，下出幽门，达大小肠而为粪，以出于谷道。其清者倏然而化，依脾气而上升于肺，其至清而至精者，由肺而灌溉乎四体，为汗液、津唾，助血脉，益气力，为生生不息之运用也。其清中之浊者，下入膀胱而为尿。水不化者，责之于肺，二陈汤加防己、桑皮、桔梗、木通治之。(《血证论》第六卷《失血兼见诸证·饮食》)

抱儿痨　病抱儿痨者，胎前之病，无一非热。至于产后则不尽虚寒。盖胎前已病阴虚，而产后去血过多，其阴愈虚，发热发咳，尤属痿燥之极，若徒守产后宜温补之说，鲜不促命。阴虚火动，挟水饮而上干者，四物汤合二陈汤，再加柴胡、黄芩、姜汁、竹沥、竺黄、胆南星、金箔、牛黄治之。(《血证论》第六卷《失血兼见诸证·抱儿痨》)

礞石滚痰丸

【组成】 礞石三钱　黄芩三钱　大黄三钱　沉香三钱

【方解】 痰者，水之所结也。肺胃火盛，煎灼其水，则凝而为痰。与饮同主于水，而饮则动于寒，故清而不稠，痰则熬以火，故黏而难下。王隐君制此方，用黄芩清肺中无形之火，用大黄泻胃中实积之火，此治痰先清火，所以治其源也。然痰本水湿所成，故佐以礞石之悍燥以除水。痰之所留，气即阻而不利，故用沉香以速降之。二黄得礞石、沉香，则能迅扫直攻老痰巢穴浊垢之处而不少留，此滚痰之所由名也。

【用法】 为末，水丸，姜汤下。仰卧，忌饮食半日。若喉间黏壅，乃病药相拒，少顷药力到自愈。方虽猛峻，然顽痰变见诸怪证非此不治。

【主治】 咳血、咳嗽、不得卧、呃逆、痰饮、癫狂。

咳血　胃中痰气动膈，症见胸胁逆满，咳喘哕呃者，失血家往往有之，宜用礞石滚痰丸治之。（《血证论》第二卷《血上干证治·咳血》）

咳嗽　虚痨咳嗽，源于火克金，水乘肺，而切究其故，则病皆在于胃。胃为水谷之海，化生津血，血不足则火旺，津不生则肺燥，水气不化，则饮邪上干。治胃痰，宜滚痰丸。（《血证论》第六卷《失血兼见诸证·咳嗽》）

不得卧　肺病不得卧者，面目浮肿，咳逆倚息，卧则肺叶举而气益上，故咳而不得卧。若是火逆之气挟痰上冲者，则又宜水火兼泻。痰甚者，消化丸主之。火甚者，滚痰丸主之。（《血证论》第六卷《失血兼见诸证·卧寐》）

呃哕　新病形实者，为伏热攻发，火性炎上，气逆而呃。若膈间有痰闭滞者，宜滚痰丸。（《血证论》第六卷《失血兼见诸证·呃哕》）

痰饮　上焦血虚火盛，则炼结津液，凝聚成痰。肺为之枯，咳逆发热，稠黏滞塞，此由血虚不能养心，则心火亢甚，克制肺金，

津液不得散布，因凝结而为痰也。顽痰壅塞者，滚痰丸治之。(《血证论》第六卷《失血兼见诸证·痰饮》)

癫狂 怒骂飞走为狂，由于心火逼迫，心神迷乱，四肢躁扰，滚痰丸治之。(《血证论》第六卷《失血兼见诸证·恍惚》)

豁痰丸

【组成】 当归三钱　知母二钱　天花粉三钱　白前根三钱　麦冬三钱　枳壳一钱　杏仁三钱　瓜蒌霜一钱　竹沥三钱　桔梗二钱　射干三钱　云苓三钱　石斛三钱　甘草一钱

【方解】 轻清润降，为治痰妙法。

【主治】 梅核气、零腥、咳嗽、痰饮、抱儿痨。

梅核气 如喉中有痰核、气核，哽塞不得吞吐者，为梅核证，乃心火凝痰，宜豁痰丸加牛蒡子。(《血证论》第二卷《血上干证治·咳血》)

零腥 零腥者，吐出星点，黄白色，细如米粟，大如豆粒，气极腥臭，杂在漱唾之中而非漱唾，乃吐血之后血分瘀热所化，或未吐血之前血分之热化为星点，先吐星点，后乃吐血，总系血分瘀热变化而成。治宜清热化血，降气消痰，以其似痰，必假痰气而生故也。在未吐血之前而见零腥者，总以降气消痰为主。盖此时血尚未动，但当治其气分，气分清而零腥自除，豁痰丸治之。(《血证论》第二卷《血上干证治·零腥》)

咳嗽 虚痨咳嗽，源于火克金，水乘肺，而切究其故，则病皆在于胃。胃为水谷之海，化生津血，血不足则火旺，津不生则肺燥，水气不化，则饮邪上干。治胃痰，宜滚痰丸、指迷茯苓丸，轻者用豁痰丸。(《血证论》第六卷《失血兼见诸证·咳嗽》)

痰饮 上焦血虚火盛，则炼结津液，凝聚成痰。肺为之枯，咳逆发热，稠黏滞塞，此由血虚不能养心，则心火亢甚，克制肺金，津液不得散布，因凝结而为痰也，豁痰丸治之。(《血证论》第六卷《失血兼见诸证·痰饮》)

抱儿痨　凡此病皆胎气壅于下部，反而上熏，肺金直当其气，故治抱儿痨以保养肺金为第一要法。痰凝气阻，咳逆不休者，豁痰丸治之。(《血证论》第六卷《失血兼见诸证·抱儿痨》)

指迷茯苓丸

【组成】茯苓五钱　风化硝三钱　半夏三钱　枳壳一钱

【主治】咳嗽、呃逆、痰饮、梅核气、怔忡。

咳嗽　虚痨咳嗽，源于火克金，水乘肺，而切究其故，则病皆在于胃。胃为水谷之海，化生津血，血不足则火旺，津不生则肺燥，水气不化，则饮邪上干。治胃痰，指迷茯苓丸。(《血证论》第六卷《失血兼见诸证·咳嗽》)

呃逆　失血家气不顺利，多有呃逆。新病形实者，为伏热攻发，火性炎上，气逆而呃。若膈间有痰闭滞者，宜指迷茯苓丸。(《血证论》第六卷《失血兼见诸证·呃哕》)

痰饮　胃为燥土，燥气甚则津结为痰，指迷茯苓丸主之。(《血证论》第六卷《失血兼见诸证·痰饮》)

梅核气　痰黏喉中哽塞不下者，名梅核气证。血家病此，多兼郁火，宜指迷茯苓丸加甘草、桔梗、紫苏、香附子、旋覆花、薄荷、射干、瓜蒌霜、牛蒡子。(《血证论》第六卷《失血兼见诸证·痰饮》)

怔忡　心中有痰者，痰入心中，阻其心气，是以心跳动不安。宜指迷茯苓丸加远志、菖蒲、黄连、川贝母、枣仁、当归治之。(《血证论》第六卷《失血兼见诸证·怔忡》)

旋覆代赭石汤

【组成】人参三钱　甘草二钱　半夏三钱　生姜三钱　大枣五枚　赭石三钱，煅　旋覆花三钱，炙

【方解】此方治哕呃人皆知之，而不知呃有数端，胃绝而呃不与焉。火呃，宜用承气汤。寒呃，宜理中汤加丁香、柿蒂。瘀血滞

呃，宜大柴胡加桃仁、丹皮。此方乃治痰饮作呃之剂，与诸呃有异，不得见呃即用此汤也。方取参、草、大枣以补中，而用生姜、旋覆以祛痰饮，用半夏、赭石以镇逆气。中气旺则痰饮自消，痰饮清则气顺，气顺则呃止。治病者贵求其本，斯方有效，不为古人所瞒。兼火者可加麦冬、枯芩，兼寒者可加丁香、柿蒂，痰多者加茯苓。盖既得其真面，然后可议加减。

【主治】咳血、呃哕。

咳血 胃中痰气动膈，症见胸胁逆满，咳喘哕呃者，失血家往往有之，宜用礞石滚痰丸治之。若胃中气虚挟痰饮者，宜旋覆代赭石汤。兼治血分则加当归、白芍、苏木，兼治火热则加寸冬、枯芩。(《血证论》第二卷《血上干证治·咳血》)

呃哕 若久病发呃，形虚气弱者，为胃中空虚，客气动膈。所谓客，即痰、火、气也。治痰气宜旋覆代赭石汤加丁香、枳壳。(《血证论》第六卷《失血兼见诸证·呃哕》)

温胆汤

【组成】半夏三钱　云苓三钱　陈皮二钱　甘草钱半　竹茹三钱
枳壳钱半

【方解】二陈汤为安胃祛痰之剂，竹茹以清膈上之火，加枳壳以利膈上之气。总求痰气顺利而胆自宁，温之实清之也。用治痰气呕逆为宜。

【主治】咳嗽、不寐、惊悸、健忘。

咳嗽 痰咳之证，又有肝气上逆，干犯肺经，挟痰滞气，以致咳嗽。其症口苦头痛，颊赤多怒，两胁作痛，宜温胆汤加青皮、白芥、柴胡、炒栀。若肝火横决怒逆者，加姜黄、大黄。(《血证论》第二卷《血上干证治·咳血》)

不寐 肝经有痰，扰其魂而不得寐者，温胆汤加枣仁治之。

惊悸 凡胆经有痰，则胆火上越，此胆气不得内守，所以惊也，温胆汤加龙骨、牛黄、枣仁、琥珀、柴胡、白芍治之。(《血证

论》第六卷《失血兼见诸证·惊悸》)

健忘 有痰瘀留于心包，沃塞心窍，以致精神恍惚，凡事多不记忆者，宜温胆汤合金箔镇心丸治之。(《血证论》第六卷《失血兼见诸证·卧寐》)

甘桔汤

【组成】甘草三钱　桔梗三钱

【主治】肺痈、痢疾、梅核气、喉腥、咽痛。

肺痈 其已成脓者，急须将脓除去。高者越之，使从口出。如只须下泻，不宜涌吐，则合甘桔、泻肺二汤，再加赤豆芽、苡仁、防己、瓜蒌、杏仁、知母、枳壳，使从下降。(《血证论》第二卷《血上干证治·吐脓》)

痢疾 若热已奔迫大肠者，毋庸更从外解，急开支河，从小便而顺导之。从高原导水，使不浸渍肠胃，拟用甘桔汤加桑皮、杏仁、枳壳、防己、木通、石膏、云苓、苡仁、柴胡、薄荷、生姜、白芍治之。(《血证论》第四卷《血下泄证治·便脓》)

痢疾 又或肝气欲泄而下注，肺气欲收而不开，故痢多发于秋。秋金肺气闭而不开，肝气决裂而不遏，是以迫痛。治宜甘桔汤加白芍，以桔梗开提肺气，以白芍平治肝木。本此意以为加减，则鳖甲、龙胆草、青皮、秦皮、芦荟皆平肝之药，当归、生地、桃仁、五灵脂、延胡索皆治肝经血分之药，黄芩、麦门冬、桑皮、知母皆清肺之药，枳壳、贝母、杏仁、陈皮皆肺经调气之药。随宜致用，变化在人，乌有不治之痢哉。(《血证论》第四卷《血下泄证治·便脓》)

梅核气 咽中乃少阴脉所绕，心经火甚，往往结聚成痰，发为梅核。宜甘桔汤加射干、山栀子、茯神、连翘、薄荷，再用生半夏一大枚切片，醋煮三沸，去半夏，入麝香少许，冲前药服。(《血证论》第六卷《失血兼见诸证·痰饮》)

喉腥 喉腥是肺火痰滞，泻白散合甘桔汤，再加射干、马兜铃、黄芩、杏仁、川贝母、天冬、麦冬、百合、瓜蒌霜治之。

咽痛 凡咽痛而声不清利者为肺火，肺主气，气管中痛，故声不清利。甘桔汤加马兜铃、黄芩、杏仁、川贝母、黄连、麦冬、百合、薄荷治之。(《血证论》第六卷《失血兼见诸证·咽喉》)

千金苇茎汤

【组成】 苇茎五钱 苡仁三钱 桃仁三钱 瓜瓣即冬瓜仁，三钱

【方解】 取破泄宣吐，虚人量服。

【主治】 肺痈。

肺痈 其已成脓者，急须将脓除去。高者越之，使从口出，用千金苇茎汤，取在膈上则吐，使脓速去，以免久延为患。(《血证论》第二卷《血上干证治·吐脓》)

瓜蒂散

【组成】 甜瓜蒂三钱 赤小豆三钱

【用法】 为末，香豉汤下。

【方解】 取破泄宣吐，虚人量服。

【主治】 肺痈。

肺痈 其已成脓者，急须将脓除去。高者越之，使从口出，瓜蒂散加冬瓜仁、桃仁、苡仁、栀子。(《血证论》第二卷《血上干证治·吐脓》)

白散方

【组成】 川贝母三钱 巴豆炒黑，一钱 桔梗三钱

【用法】 共为末，服一字。在膈上则吐，在膈下则泻。不泻，进热粥。泻不止，进冷粥。

【主治】 肺痈。

肺痈 其已成脓者，急须将脓除去。高者越之，使从口出，白

散加黄连、瓜蒌。皆取在膈上则吐，使脓速去，以免久延为患。白散尤能吐能下，加升麻、郁金以助其吐下之机，再加黄芩、瓜蒌以解其火更善。如只须下泻，不宜涌吐，则合甘桔、泻肺二汤，再加赤豆芽、苡仁、防己、瓜蒌、杏仁、知母、枳壳，使从下降。（《血证论》第二卷《血上干证治·吐脓》）

宁肺桔梗汤

【组成】桔梗二钱　贝母三钱　当归三钱　瓜蒌霜三钱　黄芪四钱枳壳一钱　甘草一钱　防己二钱　百合三钱　桑白皮三钱　苡仁三钱　知母三钱　五味子一钱　地骨皮三钱　杏仁三钱　葶苈子二钱　生姜三钱

【方解】治肺痈，无论已溃未溃，及肺胀等证。补泻兼行，使痰火血气浓水俱从下泄，而肺以安宁。

【主治】肺痈、抱儿痨。

肺痈　其已成脓者，急须将脓除去，桔梗宁肺汤补泻兼行。（《血证论》第二卷《血上干证治·吐脓》）

抱儿痨　凡此病皆胎气壅于下部，反而上熏，肺金直当其气，故治抱儿痨以保养肺金为第一要法，桔梗宁肺汤补泻兼行。（《血证论》第六卷《失血兼见诸证·抱儿痨》）

丹皮汤

【组成】丹皮三钱　瓜蒌三钱　桃仁三钱　朴硝二钱　大黄一钱

【方解】内痈乃热毒结血而成，毒去，其血热亦随去。瓜蒌以解气结，桃仁、丹皮以破血结，硝黄兼下气血之结，结除而痈自去矣。

【主治】诸痈。

脾胃痈　脾胃痈由湿热酒毒，七情之火内蕴而成，故无发表之法。凡内痈脓未成者，以夺祛瘀热为主，丹皮汤治之。（《血证论》第二卷《血上干证治·吐脓》）

诸痈　如胸背腰胁肝膈、大小肠，凡有瘀热壅血均能成痈，总

以丹皮汤主之。近上焦者去芒硝，加葶苈、黄芪、桔梗、荆芥、甘草，中下焦者加姜黄。(《血证论》第二卷《血上干证治·吐脓》)

内痈 内痈在上中焦者，其脓已溃，呕吐而出。在下焦者，或少腹痛、小肠痛、胁痛、肝痈，脓血均从大便泻出。初起时，其部份必隐隐刺痛胀满，脉沉滑数，甚则痛如刀锥。欲病此者，未有口不发渴，大凡血积，均应发渴。痈初起，血已凝聚，故应发渴。此时急夺其血，则不酿为脓，以免溃烂之险，用丹皮汤加乳香、没药、柴胡、荆芥、山甲治之。(《血证论》第四卷《血下泄证治·便脓》)

月华丸

【组成】天门冬三钱　麦门冬三钱　生地黄三钱　山药二钱　百部三钱　川贝母三钱　云茯苓五钱　白菊花二钱　沙参三钱　阿胶三钱　三七二钱　桑叶三钱　獭肝一具

【方解】獭肝随月变形，每月生一叶，正月则合为一叶，以其变化不测，而性又能杀虫，凡痨虫隐伏幻怪者，亦以此幻怪之物治之，乃自古相传之灵药。方名月华，实以此药命名。而虫所由生，则由于瘀血所变，故用三七以化瘀。血之所以化虫者，又由于痰热所蒸，故用余药润利，以清痰火。但取杀虫，则獭肝一味已足，但取消瘀，则三七一味已足，而必多其品物者，攻补兼行，标本兼治，乃为全胜之师也。

【主治】痨虫咳、痨瘵。

痨虫咳 心中郁郁微烦，面色乍赤乍白，喉中痒不可耐，咳嗽不止，不知香臭，宜用月华丸调肺杀虫治之。究虫之生，乃由瘀血停聚，热蒸湿腐，又被肝风煽动，以化生痨虫。既变成虫，则从虫治之，而亦须兼祛瘀血以除其根，清湿热以涤其源，息风木以靖其机，聚毒药以杀其类。此方数法兼备，于治痨虫已得大概。(《血证论》第六卷《失血兼见诸证·咳嗽》)

痨瘵 瘀血在经络、脏腑之间，被风气变化则生痨虫。气者，肾水之所化也，故气动即为湿。风者，肝阳之所生也，故风动即为热。湿蒸热煽，将瘀血变化为虫，是为痨虫，此犹之草腐为萤，谷飞为虫也。其辨法，面色乍赤乍白，乍青乍黄，唇口生疮，声嘎咽痒，烦梦不宁，遗精白浊，发焦舌燥，寒热盗汗，口出秽气，不知香味，喜见人过，常怀忿怒，梦见亡先，惊悸咳逆，或腹中有块，或脑后两边有小结核，或食豆而香。又用乳香熏其手背，帕覆手心，须臾毛长至寸许。每日平旦精神尚好，日午向后，四肢微热，面无颜色，皆是痨虫之候也。月华丸主之。（《血证论》第五卷《血中瘀证治·瘀血》）

痨瘵 痨瘵之证，咯血痰嗽，遗精泄泻，潮热盗汗，瘦削疲倦，梦与鬼交。或梦亡先，喜见人过，常怀忿怒。平旦病减，午后病增，发热心烦，口燥鼻干，脸红唇赤，骨蒸肺痿，咽痛失音。若泻不止，则不治矣。其原得于酒色损伤，以及失血之后，瘀血郁热，化生痨虫，蚀人脏腑之精血，变生诸般怪证。痨虫之生，由瘀血所化，而痨虫既生，蚀人精血，人之正气日以消耗。不治其虚，但杀其虫，病终不能愈也，月华丸主之。义取补虚，而祛瘀杀虫兼施，其治乃万全之策。（《血证论》第六卷《失血兼见诸证·痨瘵》）

金蟾丸

【组成】 干虾蟆三钱　胡黄连二钱　鹤虱二钱　雷丸二钱　芦荟二钱　肉豆蔻二钱　苦楝根二钱　芜荑二钱　雄黄二钱

【方解】 治小儿疳虫，男子湿热所生之痨虫，以此杀之。夫痨虫有二，血化之虫，灵怪难治，必用鳖甲、鳗鱼、獭肝、百部、麝香诸灵药，而再加和血之品，以除其根，乃能克之。湿热之虫蠢而易治。用此方即仿乌梅丸之意，而妙在干虾蟆，雄黄亦灵药，故治虫最效。

【主治】 痨瘵。

痨瘵 瘀血在经络、脏腑之间，被风气变化则生痨虫。若专事

杀虫，金蟾丸亦可间服。（《血证论》第六卷《失血兼见诸证·痨瘵》）

痨瘵　夫痨虫何由而生哉？木必先腐，而后虫生之。人身亦必先有瘀血，虚热郁蒸，乃生痨虫。虫者，风木之气所化。人身肝主风，木又主藏血，肝脏之血若有瘀积，是犹木之先腐也，于是肝脏之风气郁遏蒸煽，将瘀血化生为虫。既化为虫，即从虫治之，金蟾丸亦可。（《血证论》第六卷《失血兼见诸证·痨瘵》）

痨瘵　凡湿热积痰皆能生虫，与小儿疳虫无异，用金蟾丸即愈。（《血证论》第六卷《失血兼见诸证·痨瘵》）

移尸灭怪汤

【组成】山萸肉三钱　人参三钱　当归三钱　虻虫一钱　水蛭一钱　晚蚕砂三钱　乳香三钱

【用法】蜜丸，日服三次，共重一两，七日而传尸之虫灭迹。

【方解】夫痨虫者，瘀血所化也，死而传染家人，亦染于血分，聚血为巢，生子蚀血。故虻虫、水蛭下血即能下虫，此乃治虫之根，而蚕砂、乳香、枣皮又以味杀之。人参、当归则助正气以祛邪，为攻补兼施之法。《辨证奇闻》论皆循末忘本，惟此丸能知血化为虫之所以然，而其自注却未能及此，毋亦象罔乃得元珠哉。

【主治】痨瘵。

痨瘵　痨虫乃血化之虫，最为灵异，其人死后，虫为妖孽，传染家人，为传尸痨。杀三人者，其虫不治。传尸之证，与其所感之病人无异。《金鉴》谓宜服传尸将军丸，方载《丹溪心法》中。今查《丹溪心法》不载此方，然以将军名丸，其主用大黄可知。夫传尸虫孽袭染人身，亟宜除去，故主攻下，亦如仲景攻干血法，以免留邪为患也。此虫一传人身，便能聚积人身之血以为窠囊，食息生育，变化无穷。吾谓可用移尸灭怪汤，杀其虫而夺其血，斯无遗留之邪矣。（《血证论》第五卷《血中瘀证治·瘀血》）

痨瘵　痨虫是瘀血所化，治瘀血是治其本也。《辨证录》用移

尸灭怪汤，治痨虫传尸，方以祛瘀为主，故效。(《血证论》第六卷《失血兼见诸证·痨瘵》)

琼玉膏

【组成】 生地汁一斤　白蜜一斤　人参八两　云苓十二两

【用法】 生地汁合白蜜入磁瓶内，云苓、人参为末，和匀，放水中煮三昼夜，悬井中一昼夜，取起，仍煮半日，白汤化服，为润利肺经之妙剂。

【主治】 痨瘵、恍惚、痿废。

痨瘵 既杀虫后，但当滋补其虚。阴虚者十居八九，琼玉膏主之，加黄柏、知母、紫河车更佳。(《血证论》第六卷《失血兼见诸证·痨瘵》)

恍惚 大病伤寒之后，欲食不食，欲卧不卧，欲行不行，精神恍惚，若有鬼神附其体中者，名曰百合病。失血家阴脉受伤，凡是恍惚不宁，皆百合病之类，总宜清金定魄为主，琼玉膏加龙骨、羚羊角、百合。(《血证论》第六卷《失血兼见诸证·恍惚》)

痿废 总系阴虚热灼，筋骨不用之所致。欲热之退，莫如滋阴；欲阴之生，莫如独取阳明。阳明者，五脏六腑之海，主润宗筋，宗筋主束骨而利机关。阳明虚则宗筋纵，带脉不引，故足痿不用也，宜琼玉膏加玉竹、煅石膏、石斛、花粉、珍珠、竹茹治之。(《血证论》第六卷《失血兼见诸证·痿废》)